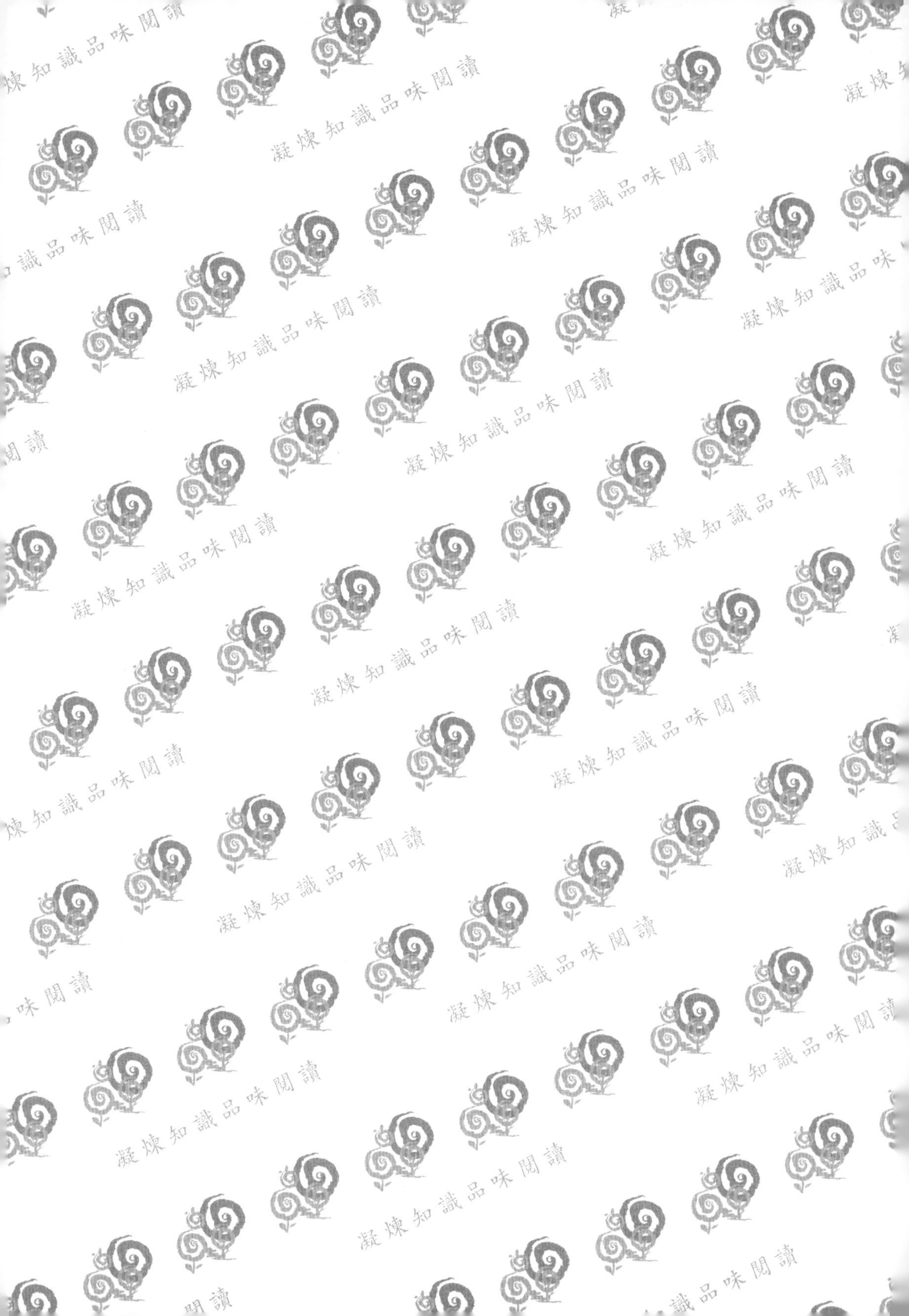
凝煉知識品味閱讀

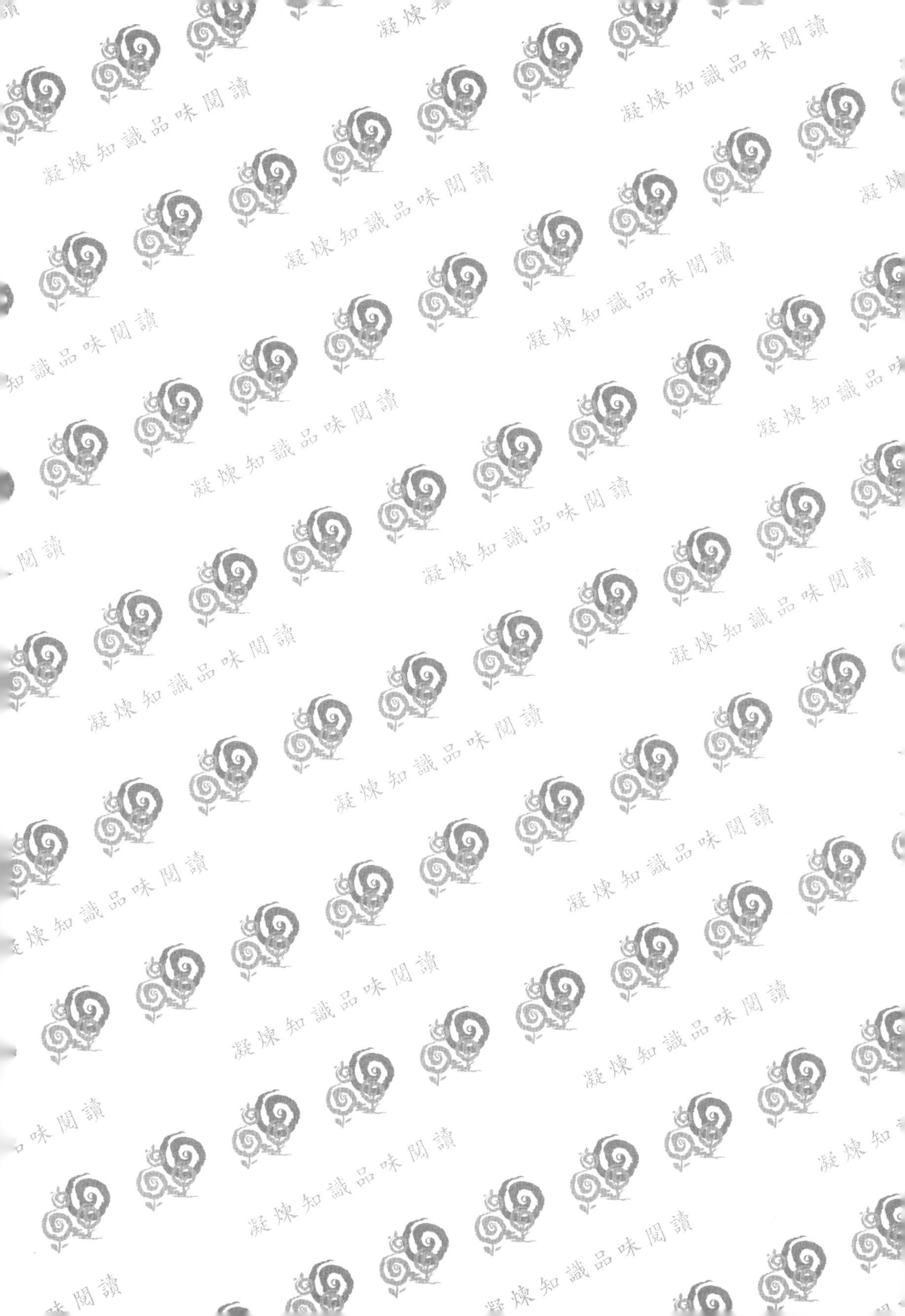
凝煉知識品味閱讀

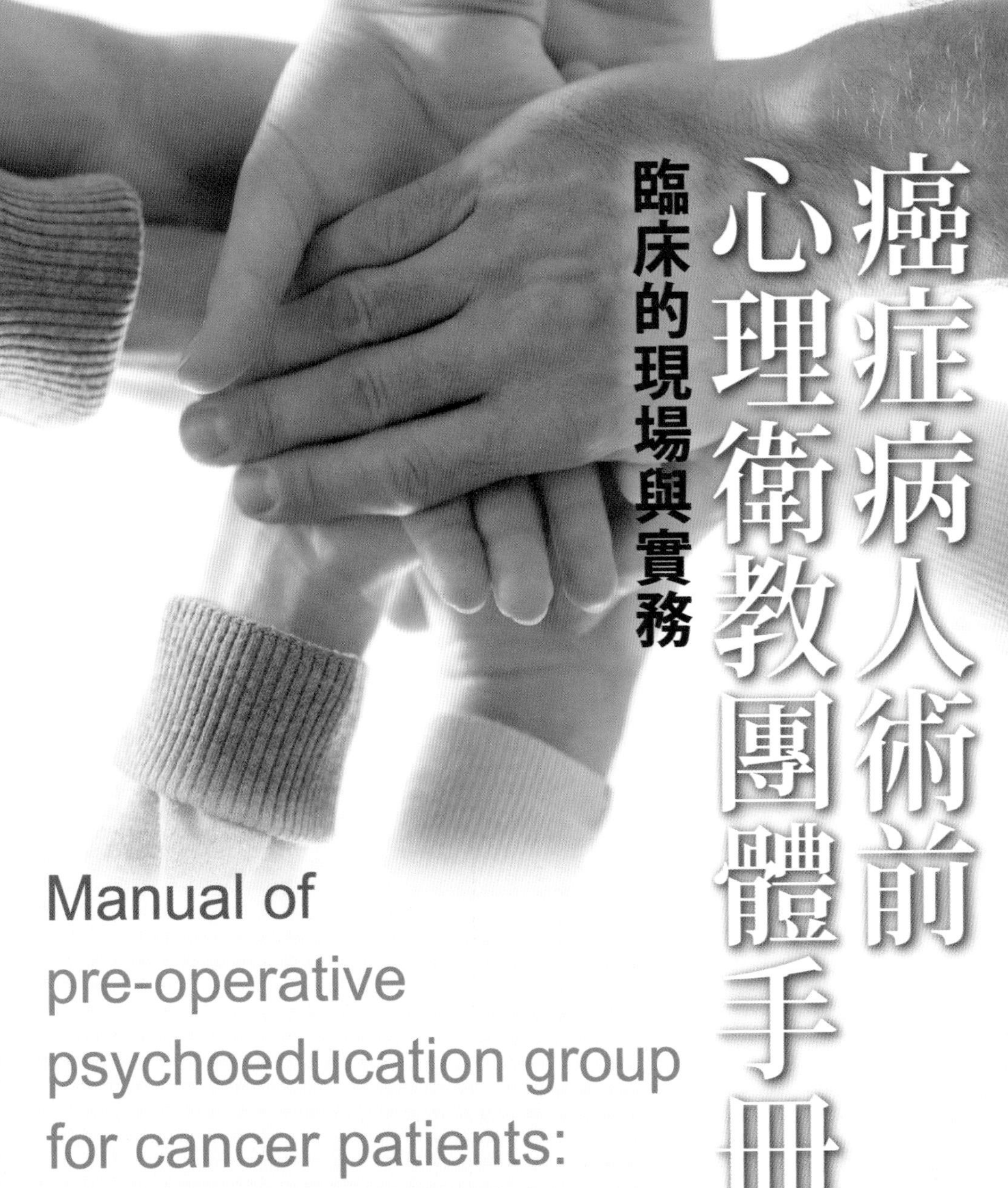

癌症病人術前心理衛教團體手冊

臨床的現場與實務

Manual of pre-operative psychoeducation group for cancer patients:

Clinical scenarios and practice

五南圖書出版公司 印行

推薦序

心無罣礙，遠離癌症

儘管醫藥及生物科技的發展一日千里，但是癌症仍是目前威脅人類健康的首惡。在臺灣癌症已高居十大死因榜首多年，也令不少民眾聞癌色變。而且隨著人口的老化，身體各個部位癌症的發生仍然水漲船高。因此如何改善癌症的治癒率及減少癌症的發生率，成爲民眾、醫界及政府共同努力的方向和目標！

癌症的發生並非一蹴而就，必須長時間眾多不利因子的累積。這當中先天遺傳因素和後天的環境因素（包括飲食、慢性感染、生活習慣、壓力）交織而造成各式各樣的癌症。了解這些可以改變（modifiable）的因子，例如B型肝炎感染與肝癌、幽門螺旋桿菌與胃癌，只要以疫苗、藥物預防或除去感染，自然可以大大減少肝癌及胃癌的威脅。規律的生活、均衡的飲食，適時的運動，戒菸少酒，也能遠離不少癌症的威脅。雖然如此，仍然有一些人，既沒有家族病史，也無不良習慣，生活也中規中矩，卻不幸罹癌！有人認爲這些人可能與慢性而長期的壓力有關。其實急性的壓力生理反應不外乎「逃或戰」（Flight or Fight），但慢性而長期的壓力卻可能導致下視丘—腦垂體—腎上腺軸（Hypothalmus-Pituitary-Adrenal, HPA）的異常。中醫的黃帝內經在養生上也特別重視情緒，殊途同歸的認爲「喜、怒、憂、思、悲、恐、驚」這「七情」原本是人體對外界的正常反應，不會致病。但若外來的精神刺激持久不去，使情志大過，就會導致疾病發生，所以有「怒傷肝、喜傷心、憂傷脾、悲傷肺、恐傷腎」的說法，因此提倡養身必先養心，而有「戒怒氣，養肝；節狂喜，養心；忌思憂，養脾；減悲傷，養肺；避驚恐，養腎」的法則。故所謂的「禍從口出，病由心生」說法有一定的科學依據。

若罹患癌症，從被告知確診的那一剎那，並不是所有的患者皆能心平氣和接受，馬上理性的與醫師討論後續的治療方式。否認、生氣、討價還價、悲傷憂鬱等，是常見的反應。更何況後續的治療方式，不管是手術、化學治療、放射治療、免疫治療、細胞治療，對當事人而言，專業的醫學術語都是有字天書，而且個人在短時間內必須下重大決定，在在都形成壓力的來源。如何協助病人渡過難關，恢復身心健康，是照顧癌症患者團隊必須共同面對的重大難題！臺大醫院臨床心理中心在鄭逸如主任帶領下，率先於乳癌及頭頸癌患者辦理癌症病人術前的團體心理衛教，試辦的成果斐然，特別是將「六力一管」的壓力調適方法（包括精力、心力、腦力、行動力、資源力、環境力和管理能力），簡化成心力、腦力、精力的三力一管，在介入的前測後測實測中，證實可大幅降低病患的心理壓力，因此也成爲癌症病人全方位照護及跨領域合作的重要政策及典範！

目前有愈來愈多的證據顯示做爲第六生命徵象的「情緒壓力／心理困擾」的記錄與處理，可以大大改善不僅癌症的疾病治療與預後。這本《癌症病人術前心理衛教團體手冊》的出版，一定可以提升癌症病人的照護品質。書的內容兼具理論、現場及實務，也值得相關專業的人士參考。著名佛教經典《心經》有云：「心無罣礙、無罣礙故、無有恐怖、遠離顛倒夢想。」透過對癌症病人的團體心理照護，一定能使病人更安心放心接受最適當的治療，故能心無罣礙而遠離癌症的威脅！

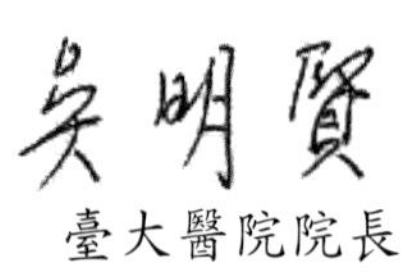

臺大醫院院長

推薦序

喜樂的心乃是良藥，憂傷的靈使骨枯乾……箴言 17：22

這是一句我的病人教我的箴言，那是很多年以前的一段故事。當年他才40多歲年紀，不菸不酒，生活正常，無任何不良嗜好。當時他因為時常流鼻血而去診所就醫，診所發現他右側鼻腔內似乎有異狀而建議他至大醫院就醫，後來輾轉經人介紹，最後來到我的門診。門診檢查時我發現他右側鼻黏膜有些區域的顏色不太正常，形似一些黑色斑點，因為極易流血，所以安排住院手術切除病灶並進行病理檢查，很意外的切片報告竟是惡性黏膜黑色素瘤，這是所有惡性腫瘤中最為惡名昭彰的一種，惡性度極高，預後非常不好。病人後來果然因為腫瘤不斷復發而陸續接受鼻竇切除與頸部淋巴廓清等手術，也接受了放射治療與化學治療，一次一次的手術與化療、放療過程都非常的辛苦，可是他似乎都淡然承受，即使最後腫瘤轉移骨頭及肺部，疼痛難當且呼吸困難時，他亦無所抱怨。我非常佩服他能有如此豁達的態度與胸襟來面對疾病、面對人生，忍不住問了他究竟是什麼樣的支持能夠給他這麼大的力量？他只淡淡地告訴我，他是基督徒，每次團聚的時候教會兄弟姊妹們都會為他集氣禱告，他也跟我分享了聖經箴言裡的一句話：「喜樂的心乃是良藥，憂傷的靈使骨枯乾」，這是第一次我真正感受到團體心理支持互動竟有如此巨大的療癒力量。

由於臨床上主要治療的是頭頸癌的病人，所以對於病人面對疾病與治療時的心理衝擊感觸特別深刻。與其他的癌症不同，頭頸癌病人所面對的不只是癌症本身帶來的衝擊與威脅，尤有甚之的是病人常會掙扎於手術後帶來的生活品質影響，例如顏面傷疤帶來的醜型，放化療後導致的進食困難與牙齒崩壞，舌頭或喉部切除以致無法言語，永久的氣切呼吸口等等。常常有病人因爲害怕這些後遺症而延誤甚至放棄治療，甚至有病人手術後因爲顏面外觀改變而十幾年從未曾踏出家門。面對這樣的臨床窘境，在以往身爲醫療從業人員的我們眞的不知道要如何去幫助病人解開心理的枷鎖。欣聞臨床心理中心集結多年的心理輔導實務經驗出版這本新書，分享如何設計與帶領癌症病人手術前的衛教團體，結合模擬但如同親臨的臨床現場以及實用的實務指引與教材，幫助癌症病人度過面對手術所帶來的恐慌，並幫助病人手術後昂首闊步地邁入新生活，相信本手冊必能有助於臨床從業人員提升對癌症病人心理照護的實務能力與成效。

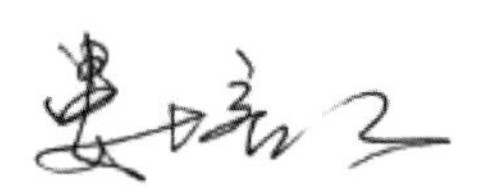

臺大醫院副院長、台灣頭頸部腫瘤醫學會理事長

序《癌症病人術前心理衛教團體手冊》

進行手術之前，讓病人藉心理衛教緩解心理壓力的工作，已經有超過一甲子的歷史，在不同疾病、不同形式手術上的實徵研究，也大多得到這項工作對病人在手術或相關疾病的適應是有利的結論。癌症病人常不得不選擇接受手術治療，他們的心理壓力最好能在術前得到緩解，然而臨床實務工作上想要進行這項服務，就必須依不同的醫療環境、不同的病人（與家屬）而有所調整。本書是匯整了相關臨床經驗形成的智慧結晶，有工作原則與工作實例，提供專業人員有效執行此項工作的最佳參考。本書書名「癌症病人術前心理衛教團體手冊」點出包含了四個主題：癌症病人、術前、心理衛教、團體。

首先討論的是癌症病人；大多數病人面對癌症的確定診斷，會有來自癌症本身與來自癌症的治療兩方面的壓力，前者同時包括生理上的痛苦以及所衍生的、由H Leventhal引導研究了將近40年的、平行出現的兩層次心理反應：生理症狀引發的、較直接的認知與情緒反應，以及病人已有的、關於癌症的認識與信念引發的、對自己的癌症的病因、嚴重度、病程發展、預後（可控制度）等的解釋。兩層次的心理反應都會有負面的想法與情緒，但第二層的解釋除了有對癌症不確定性的痛苦之外，經常延伸到對自我形象、自我價值感、自我效能、自我生命目標等的衝擊，也就是平常常聽到的自我的破損或斷裂，而這也是癌症病人最難承受的心理壓力。確定診斷後，緊接著來的治療往往也是陌生的、不確定的、卻只能接受的壓力事件，自然也會有上述兩層次的心理反應。大部分第一層次的反應是病人意識得到的反應，第二層次的反應則常常是病人意識不到的反應。

這兩層次的心理反應在本書第一章第二節第二小節有許多臨床上病人的例子。在進行心理衛教時，兩層次心理反應的區別有助於病人更有效的發現自己意識不到的反應，而可以調節這些反應，得到心理壓力的緩解。以小團體的方式由領導者帶領參與者多方向的互動，較有利於第二層次心理反應的澄清，如同在本書第三章看到的互動例子。

接受手術之前（術前），如果先經由恰當的心理衛教緩解前述這些負面的想法、信念、情緒，可以讓病人更有效地適應他的手術（或疾病）。需要注意的是病人術前的住院時間通常只有一、二天，可以進行心理衛教的時間非常有限，也就是心理衛教團體的設計必須是精簡的一次團體衛教。本書在這個前提之下，設計了基於心理壓力模式，以影片呈現內容，再搭配引導團體討論的小團體心理衛教，在第二章有詳細的說明，同時臺大醫院臨床心理中心也已有足夠的準備與臨床執行經驗支持這項做法。

一項好的設計並不保證在臨床工作上能有效的執行完成，如何將其融入醫療團隊的醫療計畫是重要的第一步，其次是病人（及其家屬）的準備，而小團體的領導者也需要有恰當的訓練。本書最令人感佩的就是這一部分寫得非常完整、非常仔細。

鄭主任與曾老師帶領一群年輕臨床心理師又完成了一件臨床健康心理學領域的重要貢獻，恭喜！

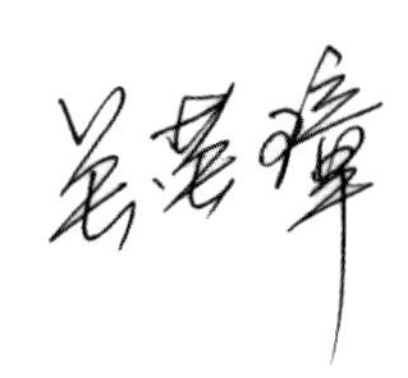

國立臺灣大學理學院心理學系暨研究所名譽教授

自序

學以致用，用以證學
無愧所學，無憾人生

我們有一個長久以來的心願，即致力將臨床心理師的「健康心理學（Health Psychology）」專科在醫療中推廣，包括精確強化專業訓練，以及提供具體務實、有實證基礎的服務，此書的誕生是相關規劃中的一部分，得以實現，心懷無限感恩。

「癌症病人術前心理衛教團體」在提案、設計與執行的過程中，感謝本院耳鼻喉部頭頸癌醫療團隊、外科部乳癌醫療團隊、癌症防治中心、癌症醫療委員會的支持及協助，使這個服務專案能順利通過及推行，讓病人與家屬獲得完善的臨床心理服務，落實本院跨領域全人照護的目標，這正是臺大醫院團隊合作、共同實踐使命的明證。

臨床心理師一秉「學以致用」與「用以證學」的自我要求，在進行癌症病人術前心理衛教團體中，同樣步步堅持與落實。「學以致用」向來是專業訓練與執業的目標，也比較受關注與監督，但「用以證學」則需更加呼籲與實踐，特別不只在「用」的部分，而需更強調其中的「證」，包括印證與證明。「印證」指的是透過正確學習後的切實執行，以確證訓練中所學的專業服務的確可行且有效；「證明」指的是經由實際執行臨床實務且做出成效，以證實具有所受訓練的專業能力。但無論要做到印證或證明，對於歷程經驗與質性資料占有相當分量的臨床心理服務而言，都是艱難的挑戰；然而，這挑戰應被克服，而非成爲無法改變的理由。因此，本

書作者除了分享如何設計與帶領術前心理衛教團體，也說明每個環節步驟的理由與目的，以及解析如何以療效機轉爲基礎來帶領團體，以促進產生療效，這些內容記錄了作者們嘗試同時做到「學以致用」與「用以證學」，並期許透過此書獲得賜教，持續修改與精進，以不辜負對接受此服務之病人與家屬的責任，以及醫療團隊的信任與支持。

與美國相比，臺灣「健康心理學」開始的腳步其實並沒有落後太多。在美國，「健康心理學」這個名稱首次被提出是在1974年的一個會議中，1978年，美國心理學會（American Psychology Association, APA）成立了健康心理學分會，是該會的第三十八個分會。對照臺灣的時程，起點大約比美國晚十多年，臺灣大學心理學系暨研究所吳英璋教授1987-1988赴美進修健康心理學，並將其引進臺灣，回國後自1988年開始在臺大心理系開授「健康心理學」（77學年度課名爲「醫學心理學」，後更正爲「健康心理學」）。1989年，臺大醫院有了臺灣第一位從事健康心理學專科的專任臨床心理師，並於2007年成立臨床心理中心後，在擴大此專科臨床心理師陣容下，將臨床服務推動融入多種疾病照護，形式包括個別、親子、婚姻、家庭與團體，合作科系包含內科系與外科系，逐步建立更寬廣豐富的跨領域服務、教學與研究。回顧臺大醫院對臨床心理師的支持，以及臨床心理師與醫療團隊的合作成果，我們期許也相信未來能有更令人欣慰振奮的進展。

感謝長官與專家前輩的指導及支持，並惠予推薦此書，包括吳明賢院長、婁培人副院長、高淑芬副院長、賴逸儒副院長、葉坤輝部主任，以及開創臺灣健康心理學領域的吳英璋教授，謹此深致謝意。感謝支持與協助癌症病人術前心理衛教團體的醫療團隊，讓這項服務能有今日成果並持續進行。感謝五南出版公司、王俐文副總編輯、金明芬責任編輯對健康心理學的肯定與對此書的支持，無論是內文校對、排版、封面與封底設計，都至為嚴謹細膩，令我們感動與感謝。感謝參與術前心理衛教團體的病人與家屬們，在面臨術前壓力時願意接受這項創新服務，分享心路歷程、回饋在心理衛教團體的收穫與意見，讓這項服務的設計與成效能再更提升，謹此致敬並致謝！

最後想說的是，身為臨床心理師，回想當年投身此專業的初衷與心願，祈願當檢視所為，無愧所學；回首所行，無憾人生。

鄭逸如　曾婷婷

主編與作者簡介

（依主編與章節順序）

鄭逸如

現職

國立臺灣大學醫學院附設醫院臨床心理中心師（一）級臨床心理師兼主任

國立臺灣大學理學院心理學系暨研究所兼任助理教授

學歷

國立臺灣大學理學院心理學研究所臨床心理學組博士

經歷

國立臺灣大學醫學院附設醫院家庭醫學部與安寧緩和醫療病房臨床心理師

台灣臨床心理學會理事

台灣臨床心理學會心理腫瘤與安寧療護發展委員會委員、主任委員

安寧療護雜誌編輯委員會委員與執行編輯

台灣安寧照顧協會安寧療護心理師專業課程委員會委員

曾嫦嫦

現職

國立臺灣大學醫學院附設醫院臨床心理中心兼任臨床心理師／顧問

學歷

國立臺灣大學理學院心理學研究所臨床心理學組碩士

經歷

國立臺灣大學醫學院附設醫院臨床心理中心師（一）級臨床心理師

中華民國臨床心理師公會全國聯合會監事

中華民國臨床心理師公會全國聯合會倫理委員會主任委員
台灣臨床心理學會理事
台灣臨床心理學會心理腫瘤與安寧療護發展委員會委員
台北市臨床心理師公會理事
醫策會醫院評鑑及教學醫院評鑑委員
醫策會精神科醫院評鑑及精神科教學醫院評鑑委員
國民健康署兒童發展聯合評估與早期療育訪查委員

吳治勳

現職

國立政治大學心理系副教授
國立臺灣大學醫學院附設醫院臨床心理中心與麻醉部合聘兼任臨床心理師

學歷

國立臺灣大學理學院心理學研究所臨床心理學組博士

經歷

台灣臨床心理學會理事
台灣臨床心理學會心理腫瘤與安寧療護發展委員會委員

吳文珺

現職

臺灣雲林地方檢察署觀護心理處遇師

學歷

國立政治大學理學院心理學研究所臨床心理學組碩士

經歷

國立臺灣大學醫學院附設醫院臨床心理中心臨床心理碩士班實習學生

陳思臻

現職

國立臺灣大學醫學院附設醫院臨床心理中心臨床心理師

學歷

高雄醫學大學心理學研究所臨床心理學組碩士

陳品樺

現職

財團法人私立高雄醫學大學附設中和紀念醫院家庭醫學科臨床心理師

學歷

國立政治大學理學院心理學研究所臨床心理學組碩士

經歷

國立臺灣大學醫學院附設醫院臨床心理中心臨床心理碩士班實習學生

陳奕靜

學歷

國立政治大學理學院心理學研究所臨床心理學組碩士

經歷

衛福部立桃園醫院身心內科約用臨床心理師（職務代理2020/11～2021/02/）

國立臺灣大學醫學院附設醫院臨床心理中心臨床心理碩士班實習學生

洪家暐

現職

國立臺灣大學醫學院附設醫院臨床心理中心臨床心理師（職務代理2021/02～2022/01）

學歷

國立政治大學理學院心理學研究所臨床心理學組碩士

經歷

國立臺灣大學醫學院附設醫院臨床心理中心臨床心理碩士班實習學生

張煥

學歷

國立臺灣大學理學院心理學研究所臨床心理學組碩士

經歷

國立臺灣大學醫學院附設癌醫中心醫院醫療服務部臨床心理師

洪瑞可

現職

國立臺灣大學醫學院附設醫院臨床心理中心臨床心理師

學歷

長庚大學臨床行爲科學碩士班臨床心理組碩士

經歷

台南新樓醫院身心內科臨床心理師

簡靖維

現職

國立臺灣大學醫學院附設醫院臨床心理中心臨床心理師

學歷

國立臺灣大學理學院心理學研究所臨床心理學組碩士

經歷

衛生福利部心理及口腔健康司研究助理

洪國倫

學歷

國立臺灣大學理學院心理學研究所臨床心理學組碩士

經歷

國立臺灣大學醫學院附設醫院臨床心理中心臨床心理師

教育部國教署北區學生輔導諮商中心暨新竹區駐點服務學校臨床心理師

目錄

推薦序　心無罣礙，遠離癌症（吳明賢）　i
推薦序　喜樂的心乃是良藥，憂傷的靈使骨枯乾……箴言 17：22（婁培人）　iii
推薦序　序《癌症病人術前心理衛教團體手冊》（吳英璋）　v
自序　學以致用，用以證學；無愧所學，無憾人生（鄭逸如、曾嫦嫦）　vii
主編與作者簡介　xi

第一章　實踐壓力調適的團體導向服務（曾嫦嫦、吳治勳）

第一節　癌症全人照護　002
第二節　癌症心理服務　004
第三節　臨床心理介入文獻佐證　033

第二章　團體預備與設計
（吳文珺、陳思臻、陳品樺、陳奕靜、洪家暐、張煥）

第一節　與醫療團隊之溝通合作　037
第二節　術前心理健康衛教團體領導者訓練　038
第三節　團體流程與做法　039

第三章　團體常見主題與團體動力——包含給團體領導者的指引
（陳奕靜、洪瑞可、吳文珺、洪家暐、陳思臻、簡靖維、陳品樺、張煥、洪國倫）

第一節　常見主題　075
第二節　團體動力　108
第三節　團體領導者的課題——困難情境處理　124

第四章　團體後的立即回饋與後續追蹤
（洪家暐、簡靖維、陳奕靜、吳文珺、曾嫦嫦）

第一節　團體後的回饋　138
第二節　術後的門診追蹤　142
第三節　團隊合作　149

第五章　從術前心理衛教團體到完整的臨床心理照護（鄭逸如）

第一節　第一類壓力源之例：面對篩檢、檢查與診斷　156
第二節　第二類壓力源之例：治療過程中的遵醫囑　158
第三節　展望完整的臨床心理照護　161

參考文獻　165

第一章

實踐壓力調適的團體導向服務

曾嫦嫦、吳治勳

依據衛生福利部2019年之公告，癌症連續37年爲國人十大死因的榜首。近年可能因國健署推動四大癌症篩檢與民眾健康檢查意識提高等原因，早期發現癌症或癌前病變之機會增加，故國內確診癌症時之發生期別已漸有往前移的趨勢。

臨床上的確有愈來愈多的病人因篩檢或健檢發現罹患癌症。癌症對一般人來說，似乎覺得離生活很遠，或許只是有聽說過某人得到了癌症。若在篩檢或健檢的情況下無預警地確診癌症，不只打亂了病人的生活，也可能超乎病人過去經驗所能理解的狀態，一時之間亦不知道該怎麼去面對，覺得腦袋、心情和生活都很混亂。有病人困惑「是眞的嗎？有沒有搞錯？會不會很嚴重？」一連串的問題閃過腦海，想進一步詢問卻又不敢多問，覺得「不該問這樣的問題，醫生會不會覺得我不信任他？覺得我很煩，浪費他的時間？」

面對陌生的醫學名詞、檢查數值及各式治療方法的龐大資訊下，病人和家屬感受到的壓力如排山倒海般襲來。即使病人已經嘗試著去接納自己生病的事實，然隨著疾病或治療的過程，除了身體上的不舒服可能影響病人的心情外，也可能覺得已經很努力配合治療，疾病還是沒有辦法被控制得好，而覺得很挫折、沮喪。不論是「怕做出錯誤決策危及生命」的擔憂，或在醫生提出幾種治療方式後「不知道如何做選擇」，上網查詢相關資料及研究，愈看愈緊張，有好的有壞的，常徬徨不知何去何從。

「難過無助」與「戰戰兢兢」常是罹癌（或復發）病人與家屬會經驗到的情緒反應，也因為生病的關係，病人常感覺和家人的互動改變了，原本在家或在工作上的角色也都受到影響，這些因生病而導致生活上的變動，也可能讓病人在心理上很有負擔。雖然也有一些病人表示沒有太震驚，過去也照顧過罹癌的親友，認為面對困難要堅強，會持續規律養生的作息及運動習慣，反過來安慰家屬。不論哪一種狀況，都反映出罹癌絕不是一個人的事情，家人間的情緒會互相牽動並可能帶來壓力。

第一節　癌症全人照護

癌症的治療，可能會因癌症部位的不同加上病人特質的不同，而交織成很不一樣的病程樣貌。疾病治療雖是醫師的專業，相應的疾病照顧則需要每位病人與家屬的共同努力來達成治療目標。要有好的療效，除了專業的治療外，長期一定要有好的配套照顧以幫助病人復原，而這些醫療和照顧都需要病人與家屬費心去學習。即使在治療控制與保養得宜之下，和常人享受一樣的生活和工作，但復發的陰影依舊存在，仍有對未來身體的變化難以預測的壓力。有癌友表示「有了癌症就會更注意健康與養生」，因爲「有了限制，就更懂得珍惜、節制與忍耐」，反映出透過一連串磨練，生命就愈成熟、愈勇敢、愈有韌性。如何在疾病長期存在下，仍享有談天、運動、工作、讀書、遊玩的生活樂趣，是重要且值得學習的態度。

醫療團隊不僅關心病人的身體，也照護病人的心理。當病人竭盡心力安頓好癌症治療計畫、健康照顧以及生活上的各種需求時，感覺有能力和資源處理眼前挑戰，對病人而言，將是一股安定的力量！「六力一管」壓力調適方法（Six-One stress model, SO model）包括精力、心力、腦力、行動力、資源力、環境力和管理能力（鄭逸如，2018），就是幫助人們在日常生活中維持身心平衡與彈性的好方法。每個人的心理能力也是需要費心去學習與認識的，讓病人在面對疾病的壓力狀態下，學習適當管理好內外在的心理能力，才能持續有資源來面對各種疾病本身和衍生的壓力挑戰，達到身心健康的平衡。

心理學知識小專欄：心理健康

世界衛生組織定義心理健康為「主觀的幸福感、感覺到個人的效能、自主性、和其他人的互動、可以實現個人在智能及情感上的潛力等；一個人可以實現其能力、可以應付日常生活中的壓力、工作有所成效以及對群體有貢獻的健康幸福狀態」（World Health Organization, 2020）。

第二節　癌症心理服務

在提供心理照顧的政策與實務上，國外大約自1998年開始明確重視癌症病人的心理壓力及其對癌症與治療的影響，並推動心理壓力（Distress Thermometer, DT）快速篩檢（NCCN, 2017）；而臺灣2017年起癌症診療品質提升計畫的「腫瘤心理服務」已成爲癌症病人醫療照顧的正式項目（基準3.2）。臺大醫院臨床心理師對癌症病人進行臨床心理評估與心理介入後，DT平均分數顯著由8.16降至2.92（最高10分），顯見臨床心理介入對協助癌症病人改善短期心理調適狀態是有效的。無論從癌症病人的需求、全人照護的理想、服務品質的提升或國際趨勢的共識來看，心理照護都是癌症診療應涵蓋的一環。

隨著全院癌症住院病人心理照顧需求的激增，以及心理照顧人力的負荷，臨床心理中心根據病人具體手術壓力需求與心理介入明確成效，於2016年底提出癌症病人手術前心理衛教團體介入方案，獲本院癌症醫療委員會選爲2017年的年度重要方案，有助於推動醫療團隊對癌症病人之心理層面的關注，進而提供病人更周全、高品質的服務。

本手冊以全方位了解病人面對罹患癌症的相關面向與歷程的「癌症病人的壓力與調適模式」和協助病人探索因應歷程中的心理介入策略的「六力一管壓力模式」（鄭逸如，2018），結合團體課程形式爲術前癌症病人與家屬訂定標準作業程序，提供指引與進行討論所整理出的實用資訊與常見問答，並介紹相關醫療資源。希望協助有興趣以團體形式服務癌症病人／家屬的醫療團隊成員能從本手冊獲得幫助，較快上手，省下不需要重複走的摸索路，並累積從「病人／家屬想要什麼」的觀點來貼近病人／家屬需求的服務經驗。

一、團體課程的理念

(一) 疾病

有病友在團體中表達「你昨天是個正常的人，今天突然變成這樣，這個連接太突兀了……意外來得很快，就要面對跟選擇……走出診間不想回來……我還是選擇來住院……會想要怎麼回去工作啊，復原會不會很好啦……。」罹癌本身讓病人的生活發生極度的轉變，人類學家迪賈卡莫（Susan DiGiacomo）在討論她對癌症的診斷和治療時，提到「病人的王國」，指出「重病的人在這段期間生活在另一個國度裡」，她引述桑塔格（Susan Sontag）討論自己罹癌的經過：「疾病是生命的黑暗面，是一種負擔更重的身分。每個人生下來就有兩種身分，分別屬於健康的國度和疾病的國度。」（卡塞爾，2005／2007）。癌症病人在患病中經歷的自我碎裂、人生斷裂，與他人的連結彷彿斷開爲兩個不同的世界，諸多裂痕一條條裂開、延伸、交織，這復原、修補與前行的路，多變且挑戰（鄭逸如與曾嫦嫦，

2018），復發的可能性更是癌症病人內心深處的隱憂，這些眞實的感受反映了身心無法分的事實，也更突顯了長期疾病身心調適的重要。

(二) 壓力與因應

無論發現身體異狀去檢查或健檢確診罹癌的情緒反應（驚嚇、困惑、難過、害怕、生氣等）、行爲反應（吃不下、睡不著等）、因應作爲（哭泣、悶著頭苦思、告知家人、上網查資料、詢問親友、醫療團隊、工作安排等）都是個體同步發生因應巨大壓力的正常現象。罹癌對每個病人的衝擊都相當大，臨床心理師從病人遭遇的壓力源、壓力狀態與因應歷程、創傷與復原／成長等三個面向來看病人的整體經驗，並評估這些面向對病人生物心理社會靈性層面的影響，據此擬定心理照顧計畫，幫助病人盡可能獲得較佳的安適（鄭逸如，2018）。

本手冊欲運用「六力一管壓力模式」的理論概念設計於術前團體心理衛教課程中，但因考量團體爲一次性心理衛教性質，加上病人正面臨隔日手術的壓力，認知資源限縮情境下，可能無法負荷學習六力一管的全套壓力調適方法，遂選擇精力、心力、腦力（個人資源）三種最核心且切合病人當前需要的三力和管理能力組合成壓力調適精簡版，製作影片，以看完影片後討論（含個人／社會資源）的團體課程方式，協助病人對自己的罹癌前後身心狀態有更多的認識，適時調整身心壓力的平衡和資源的運用，增進病人的自我照顧和生活品質。若對六力一管全套壓力調適方法有興趣的讀者，可參考《心理腫瘤照護的實務與解析——生命交會中的療癒契機》（鄭逸如等，2018）一書。

(三) 團體治療／心理衛教課程

醫療團隊可針對病人就醫環境、病人特質和病情狀況設計和提供不同形式的心理治療／諮商服務選項，供病人選擇。個別心理治療／諮商形式雖有助於處理病人個人內在的壓力因應議題或與家人的親密關係，但是若礙於病人／家屬不是擅於用語言表達情緒和想法時，團體治療／心理衛教課程提供了病人聽與看的參與機會和親身體驗，許多病人透過溫暖、安全的團體治療中得到想法的澄清和壓力的紓解。心理衛教課程設計是基於：(1)對病人的理解，病人可能因罹癌的衝擊而對醫療的完全依賴，以及災難情境化的反應。(2)秉持以病人為中心，運用同理的理解、真誠表達、無條件接納關懷的態度，增進病人覺察「我要／能做什麼？」，將這些元素組合成可操作的介面，將心理學助人專業知識和應用適當結合，協助病人在團體中開放個人經驗與SO model知識架構比對。領導者並運用團體帶領技巧促進成員間互動、支持、相互學習，提供病人助己助人，以及辨識哪些醫療資源可供使用等方法，以促進病人的自我照顧效能。

(四) 團體動力的療效

亞羅姆（1983／2001）提出團體動力10個因素造成人的改變，說明普同感、常見的情境、病人擁有的部分，還可以再增加調節的部分，病人大多做什麼？想什麼？團體效果是什麼？等關鍵因素，探討人的改變可能性和自我照顧效能。病人常說：「我就是聽醫師的，我怎麼能控制？」雖然疾病是生理出了問題，但是「控制面對這件事的方式」卻是我們能掌控的。疾病狀態廣泛（生病經驗有共同，也有歧異），這些多元的存在現象，能幫助成員從中獲益。亞羅姆（1983／2001）認為不論何時，只要有團體，便會有人際互動，便能提供豐富的潛能讓人去學習，並做改變。亞羅姆研究發現影響治療機轉（因子）的三種力量：團體的種類、治療的階段和病人間的個別差異。本團體的設計為焦點論題（術前心理衛教）團體，治療因子主要是普同性、指導、利他性、凝聚力和醫療知識的獲得等。團體為治療的早期階段，希望的灌注、指導、普同性等治療因子更形重要，成員們透過彼此提建議、提出適當的問題，以及表達關心和注意，來展現其利他性。團體剛開始的時候，凝聚力反映在團體的支持與接納能力上，稍後，凝聚力可促進成員們做自我揭露，而這些經驗又進一步蘊育出一種嶄新的、更深的親密感與團體凝聚力。病人間的個別差異，包括情緒的表達狀態、責任感的體認和情緒的宣洩等被認為是團體成員最受用的部分。

心理學知識小專欄

參考亞羅姆（1983／2001）團體動力適用於心理衛教團體之療效因子如下：

1. 希望的灌注：在每一次衛教團體中，總有人走在前面，走過了情緒的低潮，而有人仍陷於低潮，而許多成員在團體結束時常會談論到，在看到別人比自己嚴重後（或幾次復發後），便會對自己的預後抱有很大的希望。
2. 普同性：當成員發現自己並不孤獨、他們的問題是很普遍的，且其他成員也都有的時候，往往會有如釋重負的感覺。
3. 身心照護資訊的傳授：成員對醫療和照護的疑慮有機會表達和澄清，課程設計也會對成員們教導一些方法，讓他們發展出一些應變之道，並建立各種減輕壓力或放鬆的技巧。
4. 利他性：團體中每一位成員對其他人都有莫大的幫助，因為他們有共通的問題，他們互相提供支持、建議與共識感。在參加團體之初，那些覺得無法給其他人什麼貢獻的病人，在發現他對別人能有所幫助的時候，都會感到獲益良多，這也就是團體治療之所以能提振成員自尊與信心的原因之一。
5. 開口得助：經驗的分享，被理解及被同理的感覺，可以增加自我覺察及對他人的理解，發現自己是有用的。願意將生命的困境及內在最深的痛苦及衝突說出來時，其實每說一次，自己就有機會再重新整理，釐清一次，而且可以得到別人的祝福及協助。
6. 情緒的宣洩：接納自己是一個可以有情緒的人，並學習有效的表達方式，或將之轉化成建設性的正面力量，即所謂的化悲憤為力量。

7. 存在性因子：人類最終極的奮鬥課題乃是在面對存在所賦予我們的限制，也就是死亡、孤立、自由與無意義。針對癌症病人這些議題往往在治療中扮演著核心的角色。在治療的過程中，成員們會開始理解到他們能從別人身上獲得的指導與支持畢竟有限，他們會發現不論是在團體的自主性或個人生活中的作為上，最終的責任還是落在自己的身上，他們將會了解到：一個人不管與別人多麼親近，他終歸無法迴避人類存在上最根源的孤獨，而當他們接受了這些議題的一些現實面後，他們會學著更坦然、更勇敢地去面對自己的極限。在團體心理治療中，成員之間健康而互信的關係，這種基本而親密的交會，本身就有其價值，因為它在這些冰冷無情的現實存在光景中，為我們提供了「眞眞實實的存在」與「抓得住的同在」。

8. 團體的凝聚力：每個人互相接納、支持，而且願意與他人建立有意義的關係。團體的凝聚力同時也提供了一個具有接納能力和善體人意的環境；病人們在具有凝聚力的環境中，會較願意表達自己、探索自己；較可能會去覺察，並整合當前自己所不能為人接受的部分；也會與他人建立更深的關係。團體中的凝聚力可以促進自我揭露、冒險行為，以及建設性的表達對質與衝突，而這些現象正是促進心理治療成功的因素。癌症病人支持團體由於成員們有共同的問題，往往會發展出極強、極為緊密的凝聚力。

9. 人際學習：治療工作中包含兩種交互出現的過程：其一是情感的喚起與表達、其二則為情感的分析與了解。團體的成員們必須要感覺團體具有足夠的安全與支持力，他們才會願意表達出他們基本的差異和緊張關係。團體中必須要有充分的回饋與坦誠的表白，好讓成員能產生有效的現實感，能有真實的感受。

病人在長期抗癌的過程中，如果能事先有所準備，清楚知道可能碰到的醫療、生活狀況，即便面臨非預期的狀況時也能知道如何尋求資源，讓壓力能適時紓解，順利解決問題，且保有良好的生活品質。爲了讓醫療團隊成員、病人／家屬以及一般民眾得以從實際現象了解癌症團體心理介入的用意與效果，促進自然地理解與認同滿足心理需求的重要，進而開放善用這珍貴的臨床心理專業服務資源，以及從中獲得自助與助人的互助能力。本手冊第二、三、四章將以不同的實用模擬故事寫法，與讀者產生共鳴。

二、病人與家屬的常見困難與照顧方法

由於國家衛生健康政策十幾年來的持續推廣，民眾對癌症雖已不再陌生，但在醫療場域聞「癌」色變仍是許多癌症病人的眞實心境與反應，病人／家屬不願意聽到「癌」這個字，期待檢查結果腫瘤是良性，不是惡性，有病人反映：「心情很奇怪，原本都很健康，怎麼突然發現長這個？」現今許多癌症病人發現癌症是經由不同的管道，心理上的準備度和接受度也就呈現很不同的樣貌。課程設計就是希望帶領病人和家屬回顧他們如何發現疾病，除了回應他們的需求外，也賦

能他們自我照顧的力量。

(一) 遇見癌症

癌症大部分是非預期發生，一旦發生，即要面對一連串嚴峻的檢查和治療考驗，其衝擊也不僅是檢查和治療，還會影響到生活品質。A（成員代稱）表達：「刷牙戳到，破掉腫起來很痛，越來越痛，去檢查才發現……發生之後比較悲觀，本來會去唱歌活動等等，但生這種病不知道怎麼面對……。」L（團體領導者）回應：「你會擔心術後外觀的改變，不知道怎麼面對朋友，是這樣嗎？」推測A可能有想「逃離他們，封閉自己」的害怕和掙扎，那麼罹癌就不只是健康的失落，更是興趣、嗜好和朋友關係的一大失落了。爲了預防像這樣的惡性循環發生，L確認A的想法後，就有機會繼續鼓勵A表達疑慮，團體也有機會普同和協助A有更適切的因應，幫助成員雖受到癌症衝擊，仍然敢傾吐、敢討論、敢面對，未來治療後坦然走得出安全堡壘（家庭、醫院、病友團體等）。

以下是幾種常見確診罹癌的管道：

1. 篩檢／健檢

病人自各級醫療院所與社區健康中心／衛生所合作的癌症篩檢、職場員工健檢或民眾自費／健保健檢而得知，確診前病人沒有明顯的症狀。B就是「在一般衛生所，以前一般檢查都平信說正常，這次寄掛號信說異常，進一步檢查發現。」

2. 身體不適

病人因身體不適就醫，症狀持續未改善，輾轉就醫後確診。A治療牙齒的智齒，他表示還來不及拔，舌頭不舒服，就從地區醫院轉區域醫院做切片，再轉診叫他住院，A：「當時沒多大想法，沒想到會到這樣……。」B：「有傷口一直好不了。以前一個禮拜就會好，這次好不了，想說是火氣大，噴藥水也沒用，所以來就醫。」本來以為是小事，沒想到就醫、轉診才發現。

3. 有異狀但沒有不適

病人注意到身體有異狀但沒有不適，起初不予理會，直到症狀變化才就醫確診。A：「一兩年前，有發現但不理它，有一點點，就像蚊子叮……刷牙戳到，破掉腫起來很痛，越來越痛，去檢查才發現。」

4. 因其他疾病追蹤

病人因其他疾病追蹤治療，後來疾病惡化為癌症。C：「很意外，我是過敏體質，身體常常搔癢，火氣比較大。最近舌頭常常痛，擦口內膏，兩三次好了，沒幾天又來了，一直重複，沒想到在舌頭生腫瘤。」

上述這些病人確診癌症的途徑各異、症狀潛伏時間長短不一，跟癌症的特性、個體的身體敏感度、就醫的便利性、個人的態度、環境生態等因素可能有關。

(二) 從檢查確診到治療之路

癌症病人從篩檢／身體不適就醫、檢查、轉診、再檢查、確診、尋求第二意見、是否接受治療（手術、化療、放療等），每個階段都有很不一樣的經驗，也都是一個不容易的決策和自我照顧的歷程。

1. 確診前

許多病人對侵入性的檢查也充滿了恐懼，等待檢查結果也是難熬的過程，在尚未確診的時日不少病人已因疾病的不確定感影響到作息和飲食，而致體重下降，這些都反映了個體的身心不可分的關係。

2. 確診後

隨著疾病進展，病人也因疾病不確定性的壓力，有各種困惑以及待決定處理的狀況，有病人從發現異樣且檢查過程由良性或結節輾轉確診爲惡性，重複提及對突然罹病的不解。

(1) 情緒

許多病人描述確診當下的情緒感受，如：被雷劈、震驚、想哭、難過、發脾氣……等，處於這樣的負向情緒反應是正常的嗎？多久才會好？是病人常問的問題。

■ 不去想就不會害怕嗎？

確診當下A感覺「爲什麼是我？腦中一片空白」，之後A查過一些資料，知道治療和結果之後就比較不會擔心，L同理：「剛知道很驚嚇，這段時間有不一樣的體會，可以多說一點嗎？」A接著說：

「雖然還是會看到失敗的案例……如果正面去接受，就比較不會害怕，不去接受就會愈想愈害怕，變成像心魔一樣。」推測A想把負面情緒「害怕」趕快消除，那麼不去想就不會害怕嗎？不害怕就是接受了嗎？怎樣是正面接受呢？L可以重述探問：「你說不去接受就會愈想愈害怕像心魔，是指什麼？」讓A多表達；也可以更進一步探問：「你說不去接受就會愈想愈害怕像心魔，是指困在『我的人生就這樣了』的恐慌裡嗎？」同樣的，也可以探問和確認：「你說正面去接受，是指『有方法治療』有所掌握變得比較安心嗎？」L確認A的想法後，就有機會繼續協助A整理從驚嚇情緒到面對罹癌事實，採取查資料行動、解讀資料和就醫的一連串因應歷程，呈現出A雖然是會害怕，但也因爲同時去想、去面對、去解決問題而增長了勇氣和韌性。

B：「那天看報告醫師也很意外沒想到我是這樣子，那我就問他說要怎麼辦，那時心情盪到谷底，從良性到惡性，天上到地獄，他說把它切除，唯一方法。我也知道是唯一方法，我就說我聽你的不然要怎麼樣……從良性到惡性當然束手無策，醫師講就面對，面對當然講很好聽，但當事者面對是很困難的……但是我現在講給你聽我是比較好，有一個窗口……會啦好朋友會講。」B能覺察、接納自身當下的情緒，也能善用醫病溝通和朋友資源緩解確診後的壓力。

■ 跑出負面的情緒是不是對身體不好？

C得知罹癌後就是「趕快面對手術和化療」，直到罹癌兩個月後突然感覺到自己疑惑和難過的情緒，不知這樣的感覺是否正常？我們試著再推測C的疑惑：我都這樣正向面對疾病的挑戰，而且治療也很順利了，爲什麼還會有負面的情緒跑出來？跑出負面的情緒是不是對身體不好？我是不是要儘量保持開朗正向的情緒才是幫助自己？要怎樣才能保持正向開朗的情緒呢？上述疑惑也是許多家屬的迷思，極力要病人不要難過，維持好心情，有時也讓病人心存只敢報喜不敢報憂的壓力。每一位病人的擔心都値得被關照、被理解，需要更進一步探究是想／看／聽到了什麼引發這樣的情緒？是以前要求正向積極，沒時間／機會注意到自己有情緒，以爲自己沒情緒？還是罹癌後生活有了怎樣的變動？每一位病人情緒背後的需求都不一樣，需要一起抽絲剝繭來解惑，病人要能夠釋懷才能緩解負面情緒，維持好心情。

■ 自己哪裡沒做好？

D：「我不菸不酒、生活作息規律，從不生病，一生病就生了這麼大的病，我都不知道該怎麼吃東西了？」我們試著推測D戰戰兢兢的心情：自己到底哪裡沒做好？吃什麼？怎麼吃？日子怎麼過？可以想見罹癌對D衝擊之大，直接威脅到生活的基本需求，此時，L可以同理並探問資源：「眞是驚慌失措不知道怎麼辦，你現在能講出壓力是重要的，生活中有誰可以講嗎？」也可以探問因應：「壓力這麼大的情況下，你這陣子怎麼過？」從不同的角度幫助D看到他在壓力下自我照顧力量的展現。

(2) 抉擇

確診後的一連串抉擇也考驗著病人，要面對：

■ 治療

哪家醫院？手術？動脈化療？化療？標靶？電療？移植？免疫療法？自然療法……。A：「醫師說這只是小手術，切掉就沒事了，我該相信他嗎？淋巴會不會也有問題？我眞的做對選擇了嗎？」雖然不斷告訴自己：「只能相信醫師，一定要相信醫師。」內心深處仍不免忐忑。

B：「甲醫師要我切我不要，我就跑去OO醫院找乙醫師，乙醫師局部化療做了三年，每週南北這樣跑，只是把傷口縮小，我想說傷口小就不理它了，但過了三年發現傷口怎麼越來越大，在OO醫院治療一開始很多病人都跟我一樣往返南北，後來越做越少人，一問才知道都走了，趕快跑回來找丙醫師，我就說我不想切，但丙醫生說還是要切掉……。」上述反映病人罹癌後要做出治療抉擇的不容易，有時需要嘗試後，根據事實做判斷，才能做出對他有利的決定。

■ 疼痛控制

疼痛幾乎是癌症病人最害怕的症狀。A：「我很怕痛，不能不吃止痛藥，但又怕吃多了不好，怎麼做比較好？」被探問後，A：「我怕腫瘤的痛，因爲不知道會發展成怎麼樣？手術的痛應該是可以忍受的吧，因爲知道就痛這段時間，而且是會好的。」看來疼痛不只是「痛」而已，反映了不同的內涵與對病人的意義。

B：「靠近喉嚨，吞口水就很疼痛，就看處理好以後會不會沒那麼痛……沒那麼簡單，我整個要挖掉，如果碰到牙齦骨頭要切小腿骨、大腿肉補，十幾個小時，甲醫師處理完換整形外科……。」B表現的態度是儘量設法了解實際狀況，他才能為自己的醫療決定負責。

■ 副作用、身體功能和復發

病人常擔心治療的副作用，像是嘔吐、反胃、瀉肚、掉髮、口乾、沒有味覺等；也擔心治療後可以恢復身體原先的功能嗎？像是飲食、說話、呼吸、提物、行動、工作、睡眠等；也會擔心復發，病人常說不清楚是在害怕什麼，甚至對於死亡的想像……。副作用強度和恢復身體原先功能的時間長短／程度多少雖因人而異，但真的是要身歷其境的病人才能體會是否真能忍受那樣的難受與不便。

A：「一看到報告嚇一跳，我們是一個禮拜，速度很快，來不及反應癌症對社會觀感、這個東西能否和平共存、這次手術後可不可以不要再發生？」在確診到手術治療的時間短促下，A還來不及思考未來的事情。B：「也是有一段時間出門戴口罩，覺得自己生病不要讓人看到，一段時間之後覺得沒什麼。」B初期在意外觀，一段時間調適後才能釋懷。

C報告做完化療是開心的，但一有狀況（咳嗽、摸到小小突起）就會害怕，不太喜歡自己這樣的反應，情緒起伏比以前大，不是應該正向樂觀嗎？C告訴自己：「不要大驚小怪」，另一個聲音又說：「還是要小心，不能忽略喔，要觀察。」只要有小狀況，內心爭戰就會一直冒出來，「為什麼生活要被這些占據？」當她生氣時，她告訴自己：「我今天又生氣了，對我不好，一想到不好就對我更不好……

生病也不能生氣了，要開心……。」反映了C想要釐清自己想法和情緒的關聯和如何照顧自己情緒的需求。

D報告化療副作用讓他「一瀉千里」，當時才明白大腸切除後的無法控制感。第一次發生時「非常驚嚇」，感恩護理人員未以異樣眼光看待，且讓他有一個單獨空間自行清理。治療後可以恢復身體原先的功能嗎？D報告有很多東西「只能看、不能吃」，早上起床「肚子空空的，可是點滴在打……。」怎麼辦？「想」布丁搭奶茶或「畫」蛋糕，好像肚子就不那麼空了。

上述案例呈現病程中不同階段情緒壓力的起落和病人運用「柔韌心力、鍛鍊腦力、擴充資源力和強化環境力」等心理能力的展現。

(3) 資源

病人罹癌後，面臨疾病衍生的困擾和壓力極大，但病人常礙於不想增加家人的負擔而不想告訴家人，或認為家人也幫不上忙而獨自承受壓力；反觀家人承受的照顧困難與壓力也不少，像是生活上病人雖與家人關係緊密，但有些病人隱瞞實情，報喜不報憂，讓家人更不安。

■ 怕驚擾麻煩親友？

A起初認為生病是他個人的事情，默默忍受確診的疾病壓力，他說：「旁邊的人不能負擔什麼，只能心裡面難過。」不敢告訴家人、同事，怕驚擾到他們，也怕麻煩他們。但A在團體中回顧自身經驗後發現：「想想家人確實是很大的力量，如果沒有太太的一路陪伴……。」言語間充滿對太太的感恩。

B：「不要自閉，不要悶著，包括家人有什麼都拿出來……不能自己悶著，想東想西，萬一怎樣怎樣。」太太補充：「他不太會講，睡不好悶悶不講話，不去走動，朋友找他出去，他不要……。」B不習慣用言語表達他的內心，但在團體中能從影片學習調整，表達想法，已經是改變的開始。

■ 面對癌症是全家的事

C：「愈不說愈無法面對癌症，所以在確定進行手術後告訴家人，說出來後發覺輕鬆許多……。」D也觀察到小孩對於她起初隱瞞病情的言行十分敏銳，會詢問她或先生：「媽媽怎麼了？」先生鼓勵她：「與其讓小孩擔心，不如帶他們一同參與。」她開始允許孩子陪伴就醫。

(三) 整合性全人照顧

罹患癌症是持續性的壓力歷程，過程中的醫療處置因素與病情變化，對個人生理、心理、情緒以及社會等各方面，帶來許多長期且多重的威脅（Matsuoka, et al., 2002），且因爲疾病訊息不足或不確定性過高，容易讓病人長期處於焦慮、過度警醒之急性壓力反應狀態。病人身體不適可能的影響因素很多，除了學習如何辨識症狀是來自治療副作用？疾病本身？還是心因性壓力？等都不是一件容易的事情，自我照顧之餘，還可以得到哪些醫療、民間組織的幫助呢？從病人／

家屬的焦慮、困惑，推測病人／家屬最想知道醫療資源有哪些可用？病人也想學習生病的壓力調適，做自己生病歷程的指揮官。如：治療過程將面對什麼狀況，有臨床資源可供使用嗎？在驚慌失措之餘，理解負面情緒背後的需求來源，並針對這些需求有適當的滿足管道和方法嗎？

1. 自我照顧

病人需要學習理解與接納初診斷／復發的壓力與激動的情緒都是正常的反應，了解自身的優勢與弱點、所愛與所憎、信念與價值觀，以及疾病限制下所能維持的關係與活動等都是維護良好生活品質重要的事情。儘量維持日常生活作息的穩定，避免孤立於人群之外；增進與醫護人員的合作關係，了解醫療過程；訂定實際可行的目標，恢復掌控感，增加滿足感，改善生活品質等都是自我照顧的方向。還可以思考術後3個月後如何？若幾年反覆復發又該如何因應呢？這些思考除了可讓民眾心裡有個譜做預防，也可作爲反覆復發中病人爲之後的自己和家人做準備的參考。

(1) 找出自己的應變模式

病人需要適度覺察、接納和尊重自己及家屬因應壓力的行爲習慣，每一個人都有權利以他自己的方式面對打擊，不需要強迫他人一定得接受你的方法，也不要讓他人迫使你違背本性。

A：「做了一個對於我自己跟健康會更有幫助的決定——家屬很親密，知道大家都關心你，有這個認同感就好，不一定要每天見面才是關心，儘量對親友以平常方式對待，才不會覺得自己是生病的人。」「讓自己生活簡單一點，因爲太多親朋好友關心……都是很大的壓力，只要照醫生方式治療，就會很簡單，過程裡面會比較輕鬆……。」「某部分你會難過，或是別人對你的關心會捨不得……你的情緒可以自己控制、正面面對，把自己生活弄好就會很簡單，專心在自己，對生活會有很大舒緩。」L回饋：「每個人都有不同的壓力因應習慣，去體會，去找出自己喜歡的方式、自在的方式對自我照顧是重要的。」

喬・卡巴金（2005/2008，頁194）激勵人們做自己的權威，爲自己的生命、身體和健康扛起責任。我們僅僅需要更仔細聆聽所聽到的，並信任生命和身心感受傳達出來的訊息，以便能夠更全面地參與自身健康和安寧的抉擇。我們把這樣的努力稱爲「啓動病患的內在天分」，讓他們得以療癒自我、遇事應付得更好、看得更清楚、更肯定、問更多問題、日子過得更好。當然，這些並不能取代專業醫療照顧，但如果你要活出眞正健康的生命，必有賴這些條件來補足——特別是在面對疾病、殘障、健康威脅，以及當今醫療照顧系統。開發這種內在天分，就是寫下自己的生命篇章，其中也包含對自己的權威性，而這需要能夠深深地相信自己。

(2) 面對恐懼

面對罹癌這個事實，病人的恐懼，害怕是正常反應，有的人擔心自己面對恐懼會因而崩潰或失控，害怕崩潰使人們將焦慮壓抑於內心深處，但這違反了人類的自然天性，應儘量坦然面對並開放的表達出來。病人的煩惱絕非內心的想像，疾病造成高度的壓力，會有負面情緒是理所當然的，走過負面情緒才能更積極面對疾病的挑戰，因此負面情緒需要被珍視、被照顧與被解決。

癌症特性之一是無法完全預測，那麼病人的狀況也可能是可以好轉而不會惡化的。克服恐懼（恢復穩定）的方法：逐步解開問題，抽絲剝繭，一次解決一件。試著思考：生病以前，什麼事情對你最重要？生病後這些事情是否有改變？你需要在哪裡做改變？衡量何者爲可改變之事，並努力改變。A：「剛開始我那個心情很亂很不好，不知道怎麼辦，過程中家人陪伴跟鼓勵，念阿彌陀佛、調整自己，現在我就不要想。」L同理與確認：「感覺討論後好像反而激起你想要去了解手術後面是什麼狀況，雖然討論後面你還是會說不要想，可是透過這個討論過程，會知道這個『不要想』與初期的是不一樣的，是在表達『我要穩定下來、遇到就面對』，是這樣嗎？」

嘗試自我覺察、接納負面情緒，並善用醫療和親友資源，就像B「擔心的話，就是多跟人家講」。不論你擔心手術的危險性，或是煩惱藥物的副作用等，這些都是合情合理的，因爲情況確有可能發生。C：「年初發現硬塊，發現時已經蠻大，可是又沒有勇氣馬上去醫院檢查，等到年底覺得又再變大，我也不曉得是好還是壞東西，逃避吧，決定來的時候就告訴姊姊才來醫院，檢查、化療持續到現在這樣，決定明天要開刀。」C接納了負面情緒，有力量面對問題，加上親友支持，也就能做出對自己負責的醫療決定。

如果你發現自己身陷悲觀的愁苦中，首先必須對不愉快的心境有所覺察，然後尋找可以拉出自己的方法：讀書、打電話給友人、看電視喜劇、散步，任何讓你精神一振的活動皆可，這些方法的目的，是要讓你緩解這不舒服的一刻。絕不要低估「我覺得好多了」這句簡單話語的力量。

做恐懼的主人是爲它負起責任，負責任是不讓它操控你的願景或觀點。遭遇重大障礙時，觀察一下自己的反應方式，想關閉情緒時，學著開放。當你憂傷悲哀時，請試著待在原處，感覺此刻你所感覺到的。培育剎那、剎那間的正知，乘著「上」與「下」、「好」與「壞」、「弱」與「強」的浪頭，直到發現他們都不適合拿來形容你的經驗。要與經驗同在，信任你最深的力量——存在、覺醒（喬・卡巴金，2005/2008，頁88）。

(3) 尋找紓解與管理壓力的方法

調整步調對任何人都是必要的，不論是健康或生病的人，可以在有限的體力內盡力而爲，達成目標，並抱持希望，培養更多體力。不要強迫自己迅速完成，調整是沒有時間限制的，每一個人應以各自最舒服的步調進行。高度的壓力會耗損體力，而病人的體力最爲虛弱，紓解壓力有助於疾病不適的緩解。紓解情緒，不僅不會失控，反而能冷靜下來，思緒也更爲清澈，理清頭緒後才能做出好決定。

A：「我用醫師建議的方式去放鬆、做別的事情，當天晚上舌頭就沒這麼腫，體認到眞的是要放鬆心情。」

沒有人能預料人生中會面臨什麼問題，有些家屬會勸病人「不要想太多」，其實知道你在憂慮什麼、有什麼解決憂慮的做法、哪一個做法的結果是你願意承擔的，然後妥善地去執行才是幫助自己最重要的態度。一旦你試著分享壓力，靜下心來仔細思索，燃起希望與愉悅，產生積極的精神，保持彈性與創造力，就會發現問題迎刃而解。B罹病後的調整：「我也是給自己太多壓力，怕工作做不好、對同事不好都是給自己的壓力，這次發現要好好善待自己，也不會給家人帶來負擔。家人很支持，自己稍微調整一下就好。」L探問如何調整，B：「寄託在宗教方面，但我沒有四處求，就靜下心開始念佛，讓心情沉澱。」

C分享確診當日：「一開始無法接受，是因爲吃得很清淡，抽血正常，我不是都很正常嗎？怎麼幾十年來都這樣的生活……啊怎麼會這樣？心裡百感焦急……啊好了，我想喝熱熱的湯，跟家人說我今天不煮喔……看一看，走一走，就沒事了……有朋友問到，我就說不幸被衛生所抓到，要去檢查。」L重述同理：「確診當下不可置信、百感交集，喝個熱湯、看看走走，讓自己好過一點，先照顧好自己，再決定下一步怎麼告訴家人和朋友。」

即使只是修習正念幾分鐘，都能將心拉回來，因爲正念其實就是親密感—與自己、與世界的親密感。修習正念可以很快讓我們感到外在世界和內在心中本有的良善和美麗：正念能夠讓我們在苦惱、不平以及不斷批評的心緒擾動之下，直接體驗到覺知當下所能產生的力量，且感到慰藉，進而看見那份良善和美麗（喬．卡巴金，2005/2008，頁266）。

(4) 家人調整對彼此的期待

人類是必須相互依賴的，不論是健康或生病的人，在獨立或依賴的問題上，每個人都面臨過掙扎：什麼事我能自主？哪些事我必須依賴他人並且能夠依靠他人？倚賴他人與獨立自主之間取得平衡，是十分重要與不容易的過程。在這段過程中，最終的目標在於接受疾病所造成的身體限制，並能坦然開口請求、接受幫助，同時維持個人的自主性與完整性。運用「柔韌心力、鍛鍊腦力和擴充資源力」訂定新目標能幫助你重新掌控自己，並恢復自主信心。先要有正確的認知，即「壓力的根源是疾病，而非你（病人）」，且「每個人處理問題的方式有所不同」，就比較能尊重對方、調整期待。

家屬A表達家人分工：「當初他們還叫我不要來，他（病人）看到我壓力比較大，今天我只負責辦住院，明天（手術）就換爸爸。」

B：「我先生是有擔心放在心裡，他沒辦法跟我說，但我可以把我調適好的心情告訴他。也可以跟同事說，可以聊得很多的就多說一點；像是講一個故事的感覺，講給別人分享。也會跟家人分享健康很重要，適度釋放壓力，因為我是他們很好的例子，真的要好好愛惜自己。」當你處於適應轉變的過程中，別忘了家人也處於類似的光景，每個人都必須說出內心的感受，以便適應這些轉變。家庭溝通是需要的，在能力所及的範圍內想想怎樣幫助你的家人。疾病也可能帶來好處，包括價值觀的改變、更爲感恩等等。

C：「每個人感受不一樣，我跟孩子講，三個反應都不同，小的就很擔心，老二就說趕快治療，就每個心態或承受壓力的程度不一樣。」

D：「哪個家庭不吵架？吵架才有溝通。我去醫院檢查，說有不好的，他就說怎麼會這樣？我就說：『去年我常常跟你講我很累，你都跟我講，哪個人不累？你都這樣說了，我能說什麼。』我也不知道是不是那個時候身體已經變了樣？他就不吭氣了。有時候也是自己去猜想，什麼因素引起不知道。」「我跟他說昨天我去看報告，我看到單據上寫重症，這個疑問放在心裡。我回到家就說：『我怎麼會重症？』他就說：『你沒重症怎麼會叫你去開刀？』我想想也有道理。」反映D與家人雖有不同想法，但願意溝通、提供建議和接受意見都是家人間溝通很重要的態度。

當病人替家人著想、照顧著家人的同時，家人可能也與病人心情相似，想要一起分憂，好好照顧正在努力的病人。所以當病人覺得被照顧時，彼此互相的理解、溝通與交流，也自然成爲一種照顧、安頓家人的方式。照顧與被照顧是一體的兩面，透過分享傳達彼此心意與溫暖，讓彼此能知道如何相互陪伴，也讓彼此能感受到連結與支持的力量。

若我們是家屬，可以怎麼去照顧陪伴生病的家人呢？當知道家人得到癌症時，我們常會一樣感到震驚，也可能有擔憂、焦急、捨不得、心疼的感受。我們的生活可能也正在經歷著改變，像是照顧家人而感到身體疲勞；或者是因爲擔心生病的家人的病情而處在身心較緊繃的狀態；又或者是面臨醫療決策時，與彼此意見不同，產生了摩擦與衝突，心裡好急，又好氣，想著「爲什麼不能理解我都是爲你好」。這些可能都反映我們對生病的家人的在乎與關心，我們可能有著相同關心目標，或許方法可能不同，卻也希望這樣的心意能被理解與接收。這個時候的我們，試著稍微停下來，可以運用前面介紹的「六力一管」方法，也都能很適用於家人自我的照顧。當我們照顧自我，也了解彼此的狀況後，可以試著表達，讓生病的家人知道：「雖然沒辦法代替你身體上的痛苦，但我會跟你一起、陪著你一起面對和討論疑慮和決策。」這一路很多狀況本身都是很挑戰與不容易的，一起適當的表達想法與感覺，對彼此來說也會帶來穩定的力量（楊于婷等，2021）。

相依相存的感覺帶來深刻的歸屬感，並感到與一切事物都親密繫屬，無論置身何處都泰然自若，也能在生命流逝中，體驗到短暫無常，此一身軀、此一時刻、人我連繫都稍縱即逝。即使最親近的人之間都一直存在無窮的距離，一旦有了這種體悟，又若能欣賞彼此之間的距離，那麼便可以一同並肩成長，使每一方都能在天空般廣闊的背景中看到完整的另一方（喬．卡巴金，2005/2008，頁224、250）。

(5) 勇於提出問題

生病固然是不幸的消息，但在陷入徬徨無助之際，也要積極了解疾病。當你清楚疾病現狀、藥物與治療方法、未來可能的併發症／治療副作用，才能評估身體狀況和決定這段期間的目標，並能爲醫療決定負責，進而提升對疾病的控制感。你常問：我怎麼會得這個病？什麼原因會使病情惡化／好轉？我還必須住院多久？我的病情是否會惡化？症狀能夠控制嗎？有哪些有效的治療方法？成功率如何？有無危險性？這些都是你想知道的問題，運用「柔韌心力、鍛鍊腦力、精準行動力和擴充資源力」，你可以讓其他親友陪你一起問問題，並儘量做筆記，醫師可能會一下子灌輸許多困難理解的知識，多一雙耳朵可以幫助記住一些細節。準備一張問題表，不必一次問完，因爲可能你會緊張，而且獲得新知識以後又會有新的問題。不要覺得發問會丟臉或不好意思，醫師希望你能全力配合治療，因此，要了解醫師希望你怎麼做，以及爲什麼這樣做，在治療上，你的責任與醫師應該是一樣的。

L詢問成員對隔日手術的感受，A：「覺得很煩，因爲你無法控制，想到一期變兩期變三期就覺得很煩。」B：「最擔心的是怕復發，現在術後要照顧的問題，自己有沒有辦法克服、把它做好，影響到日常的哪些生活有多大？」C：「想說一期又不是世界末日，就交給醫生。」D：「後續走什麼路不知道？」上述反映病人聽到「手術」，分別想到癌症分期、術後照顧、治療決策等，雖有很多問題想要知道，每個人想法也不同，有的人不喜歡知道疾病的細節，有的人則渴望得知任何訊息。雖然醫病溝通也是一種壓力，但是你可以坦誠表達這些問題對你很重要，你想知道答案。如果你的主治醫師理解你的習慣，雙方保持良好互動關係，則醫病溝通將成爲你重要的醫療資源。如果說出來以後，你依然未得到應有的關注，除了需要多加了解、接受主治醫師的個性外，或者你想找一位和顏悅色、親切熱情的醫師，不論如何，你都可以聽聽另一位醫師的意見，你是可以選擇的。病人最需要醫師的是傾聽、是與他們同在，是被認眞地當成一個人，而非只是一個疾病。

E回顧：「當下看診後連醫生都沒辦法說惡性，因爲很小沒摸到，排超音波照的時候說異常馬上連絡醫生，不然我其實看診完回診是一個月後，這是一個團隊上的配合。當下也很多人建議我說要不要去其他地方檢查，因爲在醫院經歷三個禮拜，先超音波、切片，再確診，就馬上安排住院，安排一個禮拜後，是因爲考量要結婚、生小孩問題，有任何的問題，在這個過程中是有考慮到病人的，不是只有就醫的問題……。」L重述同理：「疾病本身是很大壓力，疾病不只是病的本身，還有很多事情要協調跟討論的，關於疾病對生活或之後規劃的影響。」

F：「甲醫師說會幫我們處理，腫瘤科遇到乙醫師，他也眞的很好，食道又遇到丙醫師，又轉到肺部，丁醫師親自幫我操刀，我眞的是遇到好的醫師，很多貴人，我們不是自己掛號，都是醫生轉來轉去。」G：「昨天門診有人拿名片給我說她是我的個管師。會不會找是一回事，有這個動作我很放心，所以我就不擔心這些。」H：「之後化療會有個管師告訴你什麼要注意，包含飲食，細節很多，或是手術的心情。」

I：「遇到狀況會自己走一走、逛一逛，抒發一下，可以抒發嗎？事情還是存在，但發洩有效嗎？事情還是在，不知道對不對？」L肯定回饋：「覺得有效就是好方法，也積極地過來醫院很不容易啊。」I：「對，眞的很感謝，醫療環境眞的很不一樣。」L肯定同理：「善用這個資源，還可以配合治療就是很好的事情。」

運用「柔韌心力、鍛鍊腦力、擴充資源力和強化環境力」，參加互助團體，病友可以交換意見，互相分享治療的經驗或動手術的經歷，甚至個人的心情、態度以及面對疾病的心得。J：「確診就是口腔癌，可是生命給我，就面對它，要活就要處理，我今天看到你（病友），聽到就有信心。」K：「昨天看到還有其他病友輸血、戴著鼻胃管走來走去，來這裡是見習，我應該也可以（度過／面對）。住院當作打禪，來這裡抄經文、練功，心就沉下來了。」M：「看到隔壁床的病人，我開刀補皮是補裡面，隔壁床是補外面。他就睡在我旁邊，一起來就看到旁邊他的樣子，就覺得自己好很多。」

病友互助團體分享身體上、情緒上與現實上的問題，可以避免疏離感，雖然病友團體在病人需要時提供了寶貴的知識與心得，卻不能代替整個大社會的接納。病友團體應該是病人回到正常生活的助力，它讓病人不僅能夠自我接納，也讓家庭與朋友接納病人。病人可以從病友團體裡獲得援助，隨後要記得改變定位，感覺和疾病是會變化的，即使可能自我封閉了一段時間，仍需邁出腳步，走向人群。

2. 全人全家全程全隊全社區的五全照護

有感於上述醫療情境病人／家屬的實際需求，促使我們開始構思、設計，並在臨床場域提供結構性的團體心理衛教服務和教學，期待這樣的團體有助於病人與家屬都有機會一起學習壓力調適和紓解壓力的方法。藉由團體的討論，可以善用醫療和病友資源，不害怕表達負面情緒、真實面對罹癌經驗的分享、有機會調整偏誤的想法、互相支持鼓勵、感到不孤單、對未來有希望、甚至達到創傷後成長等。本手冊也會介紹醫療院所的整合性照護，初診斷病人透過個管師，可以轉介醫療其他資源，亦可銜接社區資源。凡通過癌品認證標準的合格醫院都有相關專業團隊的整體服務，即便走到人生盡頭仍有安寧緩和療護團隊也在照顧服務鏈中，並銜接社區居家安寧服務。

家屬A陪在癌末病人旁：「她這兩、三年進出醫院多次，接受了六次手術，雖然想盡力地延長、挽回她的生命——不過，我也知道她的疾病可能已無法治癒，我也尊重她表達不急救的想法。」家屬A回顧結婚五十幾年，兩人有一定默契。家屬A描述平時與病人也有各自的生活活動，他喜歡運動、泡茶、到書店看書，雖然病人無法再準備兩人餐飲，但他能到住家附近館子用餐，「兩人中總會有人先凋零，然後一代接一代……」家屬A很自然地表露出不捨，但也遵循大自然的法則，反映出病人和家屬對生死有共識和心理準備，共同掌握了生命的價值和意義。

第三節　臨床心理介入文獻佐證

爲協助病人去面對、因應癌症帶來的衝擊，不少相關之臨床心理介入方法與計畫因而發展出來。

一、有效的臨床心理介入

如前所述，罹患癌症是持續性的壓力歷程，過程中的醫療處置因素與病情變化，對個人生理、心理、情緒以及社會等各方面，帶來許多長期且多重的威脅（Matsuoka, et al., 2002），且因爲疾病訊息不足或不確定性過高，容易讓病人長期處於焦慮、過度警醒之急性壓力反應狀態。納入針對協助改善被視爲第六生命徵象之「情緒壓力／心理困擾」而做的臨床心理介入，是目前整合型癌症照護模式的發展趨勢（Holland, Watson, & Dunn, 2011）。這些臨床心理介入經過許多的研究與嘗試，目前多半被認爲是有效的。近期以術後乳癌病人爲對象，針對介入之心理社會效果進行的回顧研究，亦支持此類心理介入對乳癌患者改善焦慮、憂鬱、生活品質、情緒困擾、情緒壓力、身體意象、自尊、性功能及睡眠困擾來說，是有效的（Matthews et al., 2017）。

而什麼樣的臨床心理介入方式，是比較有效的呢？Beatty等人（2017）的回顧研究顯示，以「團體」方式進行的方案，有較充足的實徵證據支持具有較持續性的效果。後續臨床實務工作者與臨床研究者試圖進一步增進／改善臨床心理介入對癌症病人的效益，指出「介入時間點」可能是重要的關鍵，Tsimopoulou等人（2015）搜尋了自1946年至2014年的文獻，找到七篇是針對癌症手術前心理介入的研究，其中例如Garssen等人（2013）的研究發現介入組的身體症狀於3個月後維持不變，但對照組的症狀則變嚴重；Parker等人（2009）的研究則看到介入組於術後一年的身體功能顯著較對照組好。Tsimopoulou等人（2015）認爲從有限的資料中可看出手術前的心理介入應該是有其重要性的。

二、癌症病人心理介入方案

基於前述回顧，我們認爲於「術前」進行「團體型式」的臨床心理介入可能是較有機會對癌症病人帶來助益的。在參考過往較有效的介入方案時，我們發現許多研究是採用壓力管理的方式（Cohen et al., 2011; Garssen et al., 2013; Larson et al., 2000; Parker et al., 2009）來進行。而這些壓力管理介入方案，基本上均是以Meichenbaum提出的壓力免疫訓練（Stress Inoculation Training: Meichenbaum, 1985; Meichenbaum & Deffenbacher, 1988）爲基礎，進行調整、修正而來。

Meichenbaum（2003）整理壓力免疫訓練相關研究指出，壓力免疫訓練除適用於急性壓力（如醫療檢查或手術等）外，亦適合用於慢性的、持續性的壓力狀態（例如：慢性疾病或焦慮、易怒議題等）。Meichenbaum的壓力免疫訓練主要分爲三階段，整理說明如下：

(一) 概念教育階段（Conceptual-educational）

在協作（collaborative）的氛圍下，協助病人理解壓力的基本概念與壓力因應的歷程。學習將廣泛、模糊的壓力「感覺」，轉化成特定的壓力／行爲陳述；能分辨壓力情境中「可改變」與「不可改變」的部分；並訂定短期、中期及長期的因應目標。對於不成功的因應，能去思考可能的原因（例如：錯誤信念、自我效能低落、或過多負向想法等）。協助病人去重視、欣賞自己在不經意、非刻意，甚至沒有意識到的情況下，爲了應對、因應壓力作了多少的努力，並能理解自己的情緒、想法、行爲及他人的回應之間的關聯性。

(二) 技巧習得、穩固化及練習階段（Skills acquisition, consolidation, and rehearsal）

協助病人了解他習慣、偏好的因應模式，探討這樣的因應模式可如何應用在目前的情況上，以及思考有哪些因素會阻礙使用這些因應方法。協助病人學習以問題解決因應來修緩、避免及減少壓力的衝擊，學習情緒聚焦因應來協助面對、接納情緒。協助病人以想像訓練或行爲模擬的方式，並同時加入執行上可能的阻礙來進行練習。

(三) 應用與持續階段（Application and follow-through）

改善、促進、增強病人應對此壓力的「自我效能」感，並要確認病人能夠將這樣的「自我效能增進」歸因到自己的身上。爲達成此目標，可鼓勵病人應用所學的方式，應用其原有／新習得的因應方式於壓力情境中；試著讓病人像教師一樣，協助別人如何因應類似的壓力；協助病人邀請重要他人加入。建立泛化（generalization）的可能性，練習重新建構、評估壓力，改變、修緩環境的壓力。

因此，我們以心理壓力調適概念與壓力免疫訓練爲基礎，設計術前心理準備衛教課程，並針對乳癌與頭頸癌病人進行術前心理衛教團體。除了在服務上希望能協助病人了解面對手術可能會面臨之身心調適狀態，形成合宜之調適目標與方向，以更進一步提升癌症病人術前準備與調適之外；於學術上亦能提供重要的研究實徵證據，協助探索術前心理介入的效果。

第二章

團體預備與設計

吳文珺、陳思臻、陳品樺、陳奕靜、洪家暐、張煥

小型團體治療可提供病人重要的學習經驗，透過公開討論、接觸其他團體成員的經驗和表達，可促進病人覺察自己的感受、增加病人的因應資源、增進病人的疾病調適等等。此外，團體治療也可能促使病人進一步接納其他的治療。在實行方面，住院病人參加團體的頻率、時間長短、大小、組成、偕同領導者的安排、督導、病人是自由參加或強制參加等問題，都需要配合病房的特性而安排，並調整適當的結構，以利臨床實務的推展。

本章節先具體呈現本術前心理健康衛教團體在實務上，是如何在外在條件的協助下而展開；進一步呈現團體的設計理念、架構和具體的實行過程，並在實行過程中詳細地提出團體中常見的狀況和團體領導者的應對。

第一節　與醫療團隊之溝通合作

住院病人團體心理治療能否順利進行，相當程度上受制於進行之

前各種情境及行政因素的溝通協調，假如病房主任認爲團體心理治療不重要，甚至「不利於治療」時，團體將不可能成爲有效的心理治療型式。因此，醫院或病房之行政主管人員的支持是相當關鍵的元素，而他們的支持同時也會間接影響病房其他工作人員（主治醫師、住院醫師、護理長、專科護理師、護理師、行政人員等）對團體心理治療的重視程度，相關醫護人員的支持態度、協助說明和鼓勵會深深影響病人對團體心理治療的參與意願和期待。有了上述良好的前置因素，病房的團體領導者才可能成功帶領一個心理治療團體。

臺大醫院臨床心理中心有了前述術前心理健康衛教團體服務的構想後，由鄭逸如主任帶領的臨床心理師團隊持續與外科部乳房外科病房及耳鼻喉部溝通協調。歷經多次討論後，終於在2017年6月先後開啟了乳癌和頭頸癌術前心理健康衛教團體。臨床心理中心根據具體需求與明確成效，2017年底提出癌症病人手術前心理健康衛教團體介入方案，獲臺大醫院癌症醫療委員會評選爲2018年的年度重要方案，更鞏固了不同癌別科部間的合作，研發相關的臨床心理服務。

第二節　術前心理健康衛教團體領導者訓練

欲建立有效的住院病人團體心理介入方案，最重要的開頭即是領導團隊工作人員的信念，團體成員的穩定性和同質性的心理自我強度（ego strength），被視爲團體發展凝聚力以及介入氣氛以得到團體療效的先決條件。爲降低團體領導者本身對如何帶領團體的困惑，建構具連貫性、可被共同接受的團體介入架構與流程是重要的。領導者需接受足夠次數且品質良好的團體觀察、記錄、討論（6個月以上）和帶領（6~12個月）訓練，當使用的是有效且經嚴謹實證檢核與教學的模式，而非各創新招，除可確保治療的成效外，領導者也會因有合理的治療指引，以及團體成員、觀察者和資深臨床督導的回饋而感受到專業自我效能的提升，並保有持續接受挑戰的士氣。

第三節　團體流程與做法

一、團體前的邀約

在臺灣，多數醫療環境的步調十分快速，癌症病人經常於手術前一天才入院，因此，我們的術前心理健康衛教團體亦是於該日舉行。然而，在手術前一天，病人所需面對的資訊相當龐雜，不僅可能需簽署諸多入院、手術同意書，更可能需進行各項生理檢查，聆聽醫生對於病情與手術的說明。此時，病人的身心資源往往是相對耗竭的。因此，即使我們的心理健康衛教團體能使病人的身心獲得重要支持，病人往往也無餘力進一步去了解、記得我們團體的內容、時間和地點。

在這樣的情況下，由專業人員（臨床心理師）親自至病房邀請病人參與術前心理健康衛教團體便是不錯的方式。這樣的做法不僅可以先與病人建立良好的關係，增進其對於團體的認識與信任，亦可即時了解病人對團體的疑慮，並予以適當的回應，增進病人參與團體、運用臨床心理資源的機會。而在我們實行術前心理衛教團體的過程中，我們曾嘗試過兩種邀約病人的流程，以下將分別說明兩種邀約流程以及其優缺點。

(一) 第一種方式：客製化邀約

1. 客製化邀約流程

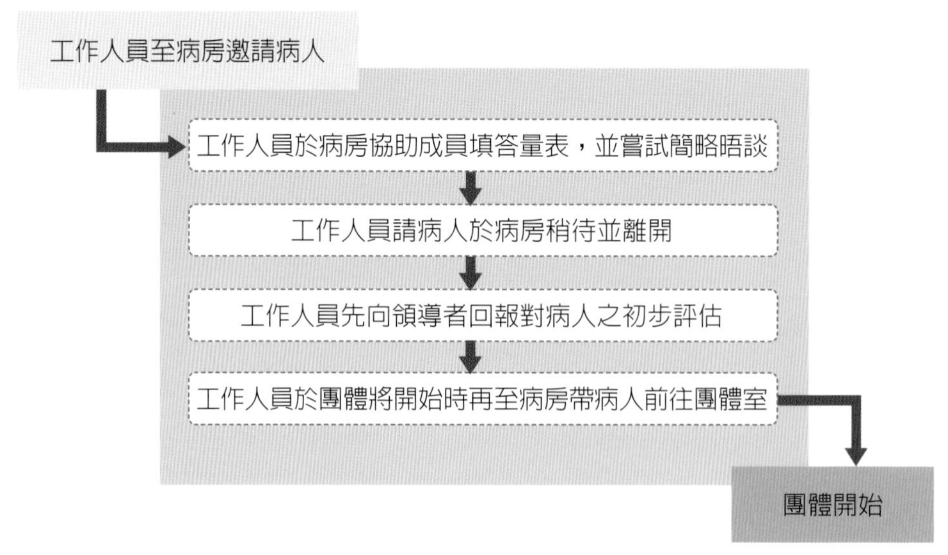

圖2-1　客製化邀約流程圖

工作人員依名單前往病人的病房進行邀請。工作人員向病人自我介紹並說明來意，可簡略提及心理健康衛教團體的時間、流程與內容。若病人遲疑或拒絕，工作人員可繼續探問病人的考量與顧慮，嘗試加以討論，包括解釋其誤解、澄清其需求，以提升其動機，並再次邀請。若病人同意，工作人員則於病房協助其塡答前測量表，且可簡略晤談，初步了解病人的狀況，譬如疾病與治療的過程、性格特質，待後續於團體開始前回報領導者。最後，告知病人先於病房稍待，工作人員將於團體將開始前，再次前來病房帶病人前往團體室。

2. 優缺點

藉由工作人員的回報，讓領導者於團體開始前即對每位病人有初步了解，進而可預先思考與規劃。然而，由於每位工作人員與每位病人於病房的互動狀況不盡相同，各自完成邀請的時間存有落差，團體前的等待時間可能增長，其他非預期狀況也可能延緩、阻礙團體的進行。譬如先完成團體前邀請的病人，於病房等待時又因需接受醫療檢查而無法參與，或者，醫療團隊於等待期間開始查房，使等待時間又再拉長。

(二) 第二種方式：整合式邀約

1. 整合式邀約流程

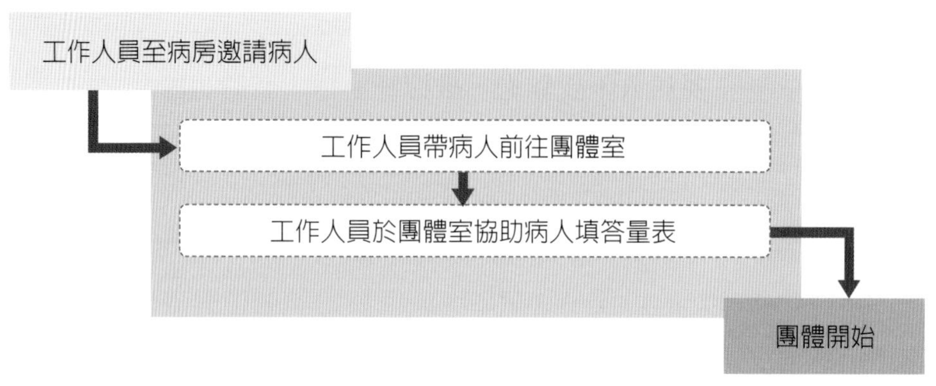

圖2-2　整合式邀約流程圖

工作人員各自前往病人的病房進行邀請。工作人員向病人自我介紹並說明來意，可簡略提及心理健康衛教團體的時間、流程與內容。若病人遲疑或拒絕，工作人員可繼續探問病人的考量與顧慮，嘗試加以討論，包括解釋其誤解、澄清其需求，以提升其動機，並再次邀請。若病人同意，工作人員則直接帶病人前往團體室，至團體室後，再協助病人填答前測量表，並不進行簡略晤談，待團體開始。

2. 優缺點

雖然領導者較難於團體開始前獲得病人的初步資訊，也較無法預先思考與規劃後續團體的帶領，但每位工作人員完成邀請並攜病人至團體室的時間較一致，可有效減少互相等待與非預期狀況干擾的機率。同時，領導者也有機會去觀察成員填寫量表的狀態，並對病人量表理解、溝通、情緒表達等面向進行評估，將有利團體的帶領。

討論小園地
問：難以決定該採用方式一或方式二，應如何進行考量？ 答：方式一與方式二並非互斥，甚至能融合運用，以及彈性調整。整體而言，建議先理解與評估哪種方式在欲舉辦團體的單位中，能較符合該單位的例行流程，能提升團體進行的順暢度，減少不同流程相互影響的機會；另外，建議亦可視病人狀況進行調整。譬如在決定皆採取方式一的前提下，某病人因其他醫療行程而較晚同意參與團體，為避免其他成員等待時間過長，可移除簡略晤談的步驟，並採用方式二直接攜病人至團體室填答量表，可減少於病房填答至前往團體室的期間，發生其他變動的可能。
問：方式一與方式二，哪種較能提升邀約成功的機率？ 答：兩種方式皆有其優缺點，視病人特性靈活轉換與彈性運用，皆能提升邀約成功的機率。舉例來說，針對初始接觸較防衛或退縮的病人，或許採取方式一，工作人員方有機會單獨於病房中與病人進行簡略晤談，提供緩衝的暖身時間，並藉由同理接納、建立關係、說明釋疑，有效提升參與意願，避免立即進入團體室而衍生的壓力與阻抗；又譬如針對模糊情境忍受度較低的病人，或許採取方式二，使其能先至團體室親自理解環境與狀況、與其他病人於同一空間填答量表，並直接與領導者接觸，將有機會減少其對未知的焦慮，有效提升參與的意願。

二、量表的目的與填寫

(一) 量表的目的

無論採取何種邀約方式，在術前心理健康衛教團體開始前，我們都會邀請病人填答數份簡短的量表，以了解病人過去一個星期的身心適應狀態（包含情緒壓力、癌症因應自我效能、憂慮程度的評估）。而團體結束後，病人也將再次填寫相同的量表，但此時，病人將以當下的狀態進行填答。

爲什麼選擇將量表的填寫納入衛教團體中呢？團體前的量表評估結果不僅可以使領導者對病人身心適應狀態有初步的了解，病人也能透過量表的填寫，覺察內在的想法與感受。除此之外，團體前的量表結果也可做爲病人狀態的基準值，是團體後量表分數的對照基準，病人身心適應狀態在團體前後的變化便可以透過量表分數的改變，具體而清晰地呈現。這些資料除了可用於分析、檢視團體的成效，若能與病人共同討論量表分數的變化，也可能進一步提升病人對自我的覺察（此部分於本章最後有更完整的討論）。

另外，領導者也可在病人填寫量表時，仔細觀察病人與家屬的行爲表現，藉此獲得關於病人或家屬特質、雙方互動動力的資訊。例如，在我們的經驗中，有些家屬十分抗拒讓病人閱讀或填寫量表，其理由可能爲：不希望病人得知自己罹癌、認爲閱讀癌症相關題項可能對病人的心情造成負面影響……等等。領導者或許可將這些資訊與稍後團體討論的內容結合，並進行更適切的臨床評估與介入。

(二) 量表的填寫

在我們的衛教團體中，病人多數時候可以自行閱讀量表的指導語並完成填寫，工作人員僅需於一旁陪伴，並解答病人對於題項的疑問。但有些時候，量表的填寫可能因為諸多因素而變得困難。以下將列出幾種我們較常面臨的困難情境，並提供可運用的因應技巧。

1. 語言的阻礙

當病人繁體中文的閱讀能力較有限，量表的理解與填寫便可能遭遇阻礙，此議題可能發生於年紀較長、教育程度較低，或來自不同國家的病人。此時，工作人員能以病人熟悉的語言說明量表題項並協助填答，或者，亦可請病人家屬協助翻譯的工作。

2. 將自身狀態量化的困難

對於部分病人來說，將內在想法與感受化為分數並非一件容易的事。這些病人可能只能以「還好」、「沒有啦」、「就很難過啊」等話語表達自身的狀態，有時，即便病人能清楚講述內在想法，也難以進行量化的評估。此時，工作人員可以提供適當的引導，例如：將分數轉化為「一點點」、「非常」等描述，協助病人進行填答。若病人因為量化的困難而拒絕填寫量表，工作人員也可以透過強調量表的重要性來增強病人填寫的動機與意願。然而，在鼓勵病人填寫量表的過程中，也應時刻評估病人的狀態，若對病人造成的負擔已超過填寫量表帶來的協助，適時中止亦是可考慮的作法。

3. 家屬的抗拒

如同前述，有時家屬對於讓病人填寫量表有著許多擔憂，也可能因此拒絕工作人員的訪視。此時，除了可向家屬說明量表填寫的目的與對病人的幫助，也可進一步了解家屬的擔憂，並適時提供介入。若家屬的擔憂與抗拒十分強烈，工作人員或許可以先將焦點置於建立彼此間的信任關係，而不急於邀請病人填寫量表或參與團體。即便無法於此次探視中了解或改善病人的身心適應狀態，此做法也能增進未來病人或家屬尋求、接受臨床心理資源的意願。

4. 家屬的過度協助

另一種常見的狀況是，在病人填寫量表期間，家屬頻繁於一旁提供建議或指導，例如：「你明明就很難過，你應該要填10分啊，你爲什麼只填1分，你要誠實啊！」「（病人圈選了8分的害怕）你不要害怕啊，你圈0分啦！」「我直接幫他寫就好，我很了解他的狀況。」在這樣的情況下，量表分數便可能無法準確反映病人的狀態，量表的填寫也可能對病人造成更大的壓力。此時，工作人員可考量家屬的行爲是否反映其對病人的擔憂與焦慮，嘗試同理、肯定家屬對於病人的關心，並說明病人親自填寫量表的重要性。必要時，也可先與家屬進行簡短的晤談，讓病人有時間獨自完成量表，也讓家屬有了表達想法的機會。

三、團體步驟與設計

接著，我們將術前心理衛教團體的進行分為「開場」、「播放心理衛教影片」、「團體討論」與「結尾」四個步驟進行說明。這樣的團體步驟並非不可變動，也不一定是最好的，因此，我們除了分享領導者常用的策略外，也儘可能描述策略背後的想法，以及該策略可能帶來的利與弊，讓讀者在閱讀時，能與我們有更多討論的空間，並能更加彈性地安排團體的進行。

(一) 開場

團體的事前準備與開場對於後續團體的進行相當重要，如何妥善規劃空間與座位、領導者該以什麼樣的方式自我介紹、開啓團體都是相當值得討論與思考的議題，我們將依照時間的脈絡，由團體成員進入之前，至團體成員到齊後的開場，依序分享我們的經驗。

1. 團體成員進入團體室之前

成員進入團體室前，可先依據病人人數與可能的家屬人數安排座椅數量。另外，由於對多數的病人與家屬而言，癌症及手術都是首次面對的壓力事件，透過適當的座位安排，不僅有助於成員放鬆，也能增加彼此相互連結、提供資源的機會。

具體而言，在安排座位時，我們主要有兩方面的考量：一方面我們希望可以促成成員間良好且友善的連結，另一方面，我們也須考量團體成員的開放度，畢竟對於部分成員而言，與陌生人建立關係、分享經驗並不容易，也可能進一步產生焦慮、不安的情緒。因此，病人入坐時，我們經常引導病人坐在前排或是坐在一起，並讓家屬坐於外側或坐於病人後側。這樣的座位安排可以增進病人間的互動、帶動團體的流動，且當親友能坐於病人附近，也可以給予病人較好的安全堡壘，並照顧家屬渴望陪伴、支持病人的心情。

另外，衛教團體若爲教學團體，觀察員和紀錄員往往也將在團體室中。一般而言，如果觀察員人數較多，建議將座位安排於病人後方，使病人更能專注於領導者、偕同領導者和其他團體成員，不至於受到無關刺激或人物的干擾。但坐在病人後方亦有缺點，例如：較難觀察病人的非語言溝通行爲，像是皺眉、眼眶泛紅等。相反地，如果觀察員人數較少（一至兩位），則可以考慮坐在病人或領導者的旁邊稍遠處，這樣的座位安排不至於造成病人太大壓力，又能清楚觀察病人的言行舉止。紀錄員則可以坐在病人斜前方，較能夠觀察病人的表情和行爲，綜合記錄語言與非語言訊息，對病人有更全面的了解。

2. 第一位成員進入團體室時

較好的情況是成員皆於差不多的時間進入團體室，但有時候，成員們進入團體的時間會因其他醫療作業而產生差距。在等待其他成員時，領導者可先進行自我介紹，並介紹其他工作人員與團體流程，或是簡單引導成員互相認識，以先建立與成員的關係、協助成員熟悉環境。可能的話題如：「何時入院的啊？」「吃飯了沒有？」「昨天睡得如何？」等等。由於病人對自身疾病的開放度往往是影響團體內容走向、團體動力的重要因素，因此，領導者也可透過此階段，初步評估不同成員的特性，以利後續團體的規劃與帶領。

3. 團體成員已經坐定後

團體成員坐定後，領導者與偕同領導者首先進行自我介紹（若有其他團隊成員在場，也可以簡單介紹單位和稱呼，若爲教學團體，應向病人介紹觀察員與紀錄員，說明教學性質並徵得病人同意。讓病人了解其他工作人員的角色，有助於降低病人在團體中分享自身經驗的壓力），接下來簡單說明邀請病人來此的目的（如：「明天都要面對手術……醫療團隊這邊關心你們術前的壓力……」）、團體的流程（如：「15分鐘壓力管理與放鬆練習相關的影片，以及影片結束後的討論，討論的時間視情況調整，大約20～30分鐘」），使成員對團體有初步的了解。領導者也可以提出手術前常有的感受，引導病人思考自身情形，增進後續討論的開放度，如：「明天大家都要手術了，手術是個挑戰，多少會有一點點壓力或擔心，等等看影片的時候，大家也可以想想影片內容與自己的經驗有哪些相同、不同的地方。」

影片播放前，領導者可以協助成員互相認識，一位位介紹成員的稱謂。若不清楚成員（如家屬）如何稱呼，也可以親切地詢問該如何稱呼。並簡單拉出成員共通性，增加凝聚力，如：「大家都是明天要面對手術的戰友以及用心陪伴的家屬，可以互相認識。」當然，領導者也可選擇於影片播放後，再進行此步驟。

上述步驟結束後，便調整燈光，播放心理衛教影片。

(二) 播放心理衛教影片

壓力無所不在，其對我們造成的影響亦相當廣泛而深遠，但壓力管理的重要性卻經常遭到忽略，許多對於壓力因應的迷思與誤解更可能加深了壓力對身心的負擔，例如：哭泣是軟弱的表現、向他人訴苦會造成別人的壓力。因此，透過心理衛教影片，我們希望能協助病人了解、覺察罹患癌症對生理、心理、社會各層面所帶來的影響，以及可能的壓力因應技巧，並提升病人對自身壓力管理狀態與能力的認識。影片播放期間，領導者亦可仔細觀察每位成員的行爲表現，此時的觀察經常能帶來了解成員的重要線索與後續討論的素材。

1. 衛教影片之設計

(1) 影片內容的順序安排

先呈現「三力一管」的壓力管理方法，再帶領團體成員實作「自我暗示放鬆」。首先，透過影片的引導與相關概念的呈現，促發團體成員對壓力源（疾病與手術相關壓力）的了解，增進對壓力、壓力反應的認識與覺察，並衛教壓力與生理反應、健康的關聯。接著，「自我暗示放鬆」的實作，讓成員有機會體驗不同壓力狀態下，身心狀態的不同，也幫助其自我覺察與管理壓力，同時，病人學習自我暗示放鬆，也增加了因應壓力的資源，可以幫助手術前後即時的壓力調適，或者成爲生活中長期的壓力調適方法之一。

(2) 壓力模式的應用

初期的衛教影片是根據團體成員的回饋以及臨床心理師之臨床經驗所製作，內容以較為細緻的語詞，並依據時間軸，標指出癌症病人在病程中可能有的情緒或壓力源，意圖使教材內容貼近病人主觀感受。然考量試行癌別、團體成員特質與生活和病程的多樣性，以及團體帶領形式之開放性等等，初期教材語言的使用，逐步由細緻修改為較簡易、概括性的語詞，使得教材能夠更適用於不同背景的病人。

(3) 放鬆練習之素材選取

考量術後病人進行放鬆練習時，身體部位的安全、舒適與便利，以及不同癌別手術對肢體影響的差異性，影片選取自我暗示放鬆之教學，未納入漸進式肌肉放鬆等較受術後傷口復原限制之方式。

2. 影片內容

(1) 壓力的自我覺察

簡介「壓力」之定義：為協助一般人了解壓力之概念，此部分主要以吳英璋、金樹人、與許文耀（1992）提出的壓力模式為基礎，並轉化為以「資源」為主的論述方式。投影片如圖2-3：

壓力是什麼?

壓力無所不在，
生病、手術、術後身體功能改變、外觀改變、
治療副作用、工作、復發、人際關係……等，
都是有壓力的事情。

當壓力可以適當調適時，
我們的身心健康可以復原得更好。

圖2-3　投影片示意圖——壓力的自我覺察

(2) 壓力對健康的影響

簡單說明壓力可能促成一些「不良的生活習慣」，例如：時間安排過於緊湊、用餐不規律、熬夜、吸菸、飲酒、壓抑情緒等，以及不良習慣對健康造成的影響。接著，再進一步說明壓力亦可能經由生理上的壓力反應影響健康：當人們面對壓力事件時，會激發交感神經，內分泌系統自動分泌腎上腺素，若腎上腺素長期分泌，則免疫力會降低，影響我們的健康。投影片如圖2-4：

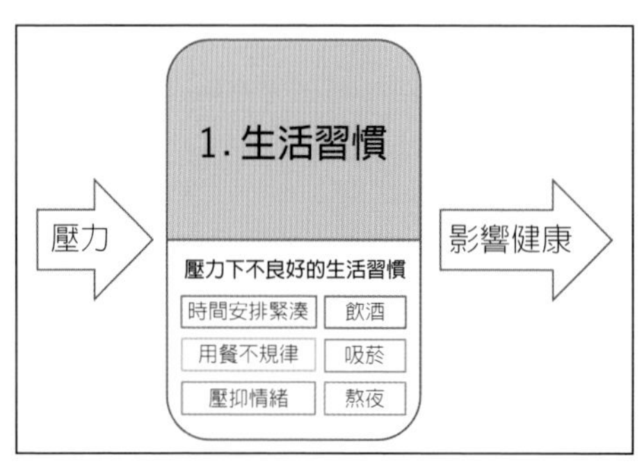

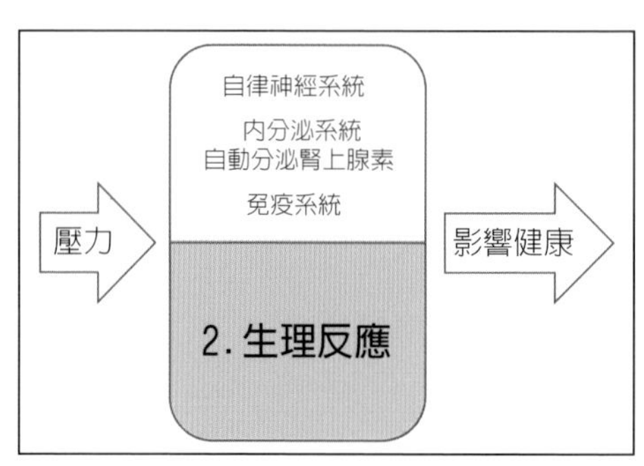

圖2-4　投影片示意圖——壓力對健康的影響

(3) 壓力調節：三力一管

此處參考《醫病溝通之鑰：醫療人員同理心五大心法》（鄭逸如，2018）一書中的「六力一管」壓力管理模式，並考量影片的簡潔，擇要只呈現三力一管（精力、心力、腦力）。影片部分主要聚焦於說明三力一管的內涵，以及如何應用此三力一管於生活習慣的調整。投影片如圖2-5：

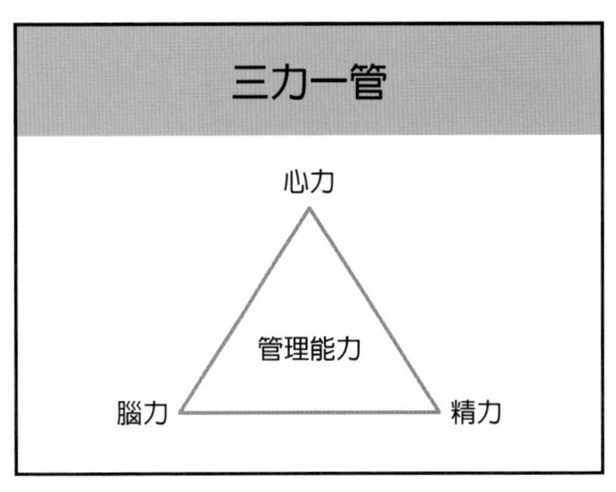

圖2-5　投影片示意圖——三力一管

■ **精力**：說明飲食與睡眠對精神與體力的影響，強調適時調節鬆緊的重要性。投影片如圖2-6：

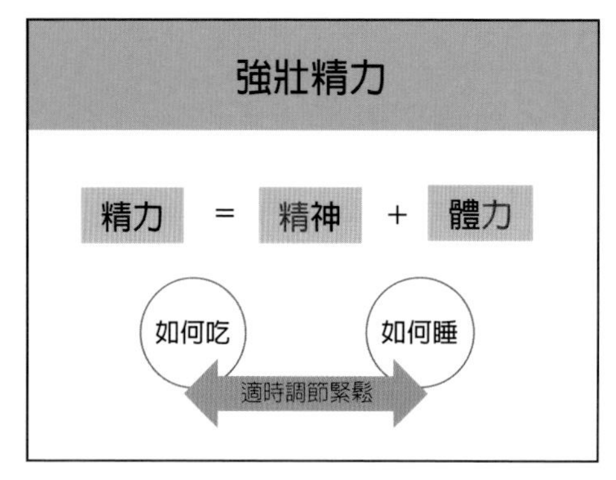

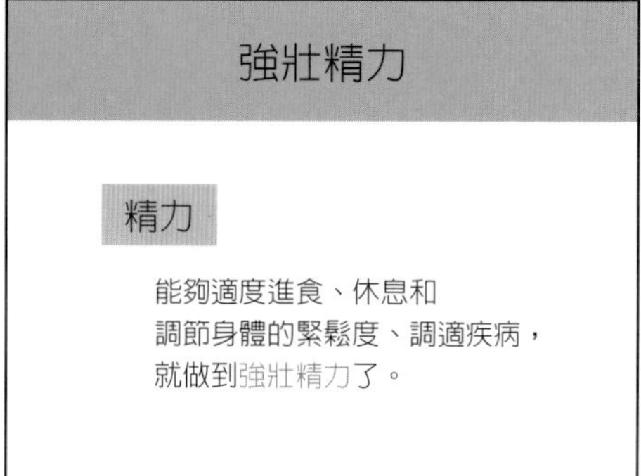

圖2-6　投影片示意圖——精力

■ **心力**：說明情緒對人的影響，強調不需要去排斥情緒，反而要去覺察、接納、表達和紓解它（投影片如圖2-7）。影片旁白摘述如下：「負面情緒是人類演化下來保護自己的本能，這些負向情緒告訴我們正處在某種不利於適應的狀態中，需要有所調整以利生存與適應環境。人會對事情焦慮才會事前做出相應的準備，這就是打預防針的道理。像是事情不順利讓我們生氣，我們也才會去找哪裡出了狀況或是怎麼解決問題。心情沮喪的時候，什麼事都不想做，這時也正是身心需要休息、補充能量的時候，我們可以停下來整理自己再出發。情緒是如此自然地跟我們的生活連結在一起，高低起伏來來回回的。情緒經驗的探索能夠讓我們對自己有更多的認識。」

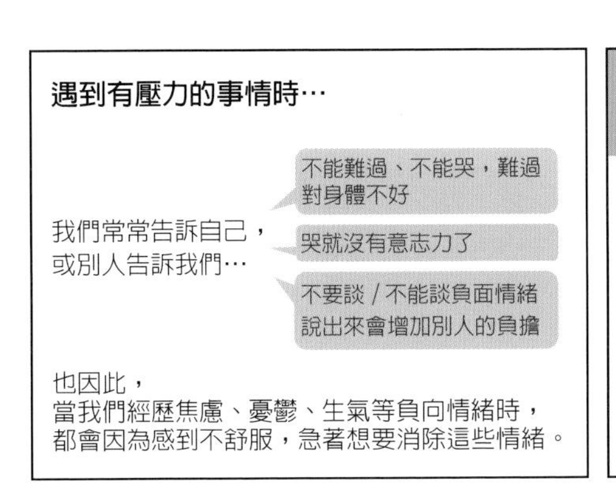

柔韌心力

心力

柔韌心力，
就是不需要去排斥情緒，
反而要去覺察、接納、表達和紓解它，
然後調整、解決。
情緒經驗的探索能讓我們對自己有更多的認識。

圖2-7　投影片示意圖——心力

■ **腦力**：說明想法與情緒之關聯性，強調轉換想法，以及建設性思考方式的重要性（投影片如圖2-8），例如：「能手術很棒，手術代表及早發現」、「生病是一個訊號，學習如何讓身心調整。嘗試讓我調整生活，學習照顧自己、恢復健康」。接著，影片內容亦簡要介紹認知行爲治療中尋找自動化思考和對照事實的做法。例如：「我們的情緒容易受我們的想法影響，有時候想法不見得

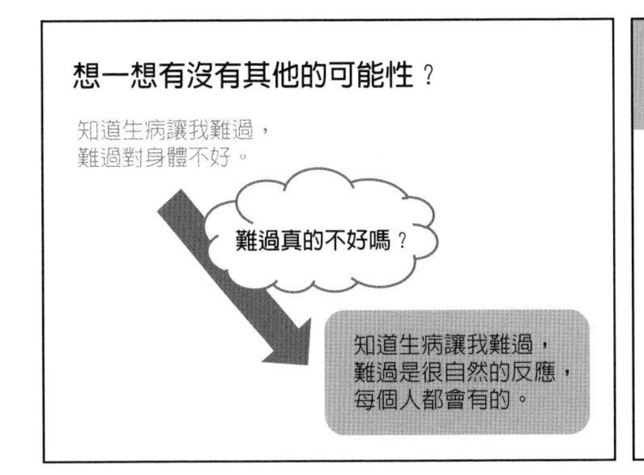

鍛鍊腦力

腦力

我們的情緒容易受我們的想法影響，
嘗試問問自己一些問題，
再對照實際的狀況，
幫助調整我們的想法，
對我們的情緒有緩和的效果喔！

圖2-8　投影片示意圖——腦力

等於事實，嘗試問問自己一些問題，再對照實際的狀況，幫助調整我們的想法，對我們的情緒會有幫助」。

■ 管理能力：主要強調覺察、監測上述三種心理能力，並依據現況做出調整的重要性。投影片如圖2-9：

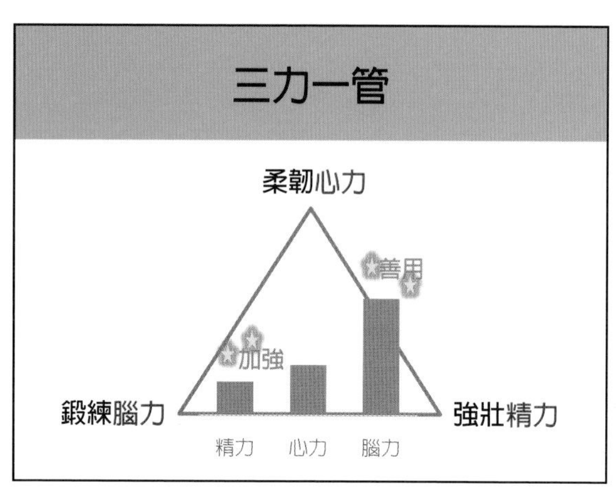

圖2-9　投影片示意圖——管理能力

(4) 放鬆訓練

先說明放鬆訓練之原理，以及如何應用於調整壓力的生理反應，接著引導成員進行自我暗示放鬆的練習（投影片如圖2-10）。關於放鬆訓練原理之說明例如：「我們大腦的自律神經系統會影響全身的內臟活動，而自律神經系統包括交感神經和副交感神經，這兩套神經的功能是互相拮抗的。拮抗就像蹺蹺板，一邊高起來，一邊就低下去，也就是說，交感神經激發的時候，副交感神經就不活化，反之亦然。面對壓力，我們的交感神經激發，自然會有心跳加快、呼吸急促、肌肉緊繃的生理自動化反應。這個時候我們可以透過自我暗示放鬆訓練，來活化我們的副交感神經，使心情轉爲平靜、覺得放鬆。」結束說明後，便可進入放鬆訓練的練習。在這個部分，影片以平穩的語調講述指導語，引導成員閉上眼睛，慢慢開啓對身體的覺察，透過觀察並感覺身體兩側的平衡、呼吸、心跳等，把注意力從可能的擔心中，轉移到身體的覺知，降低其交感神經的活化，同時活化副交感神經，漸漸經驗放鬆的感覺。

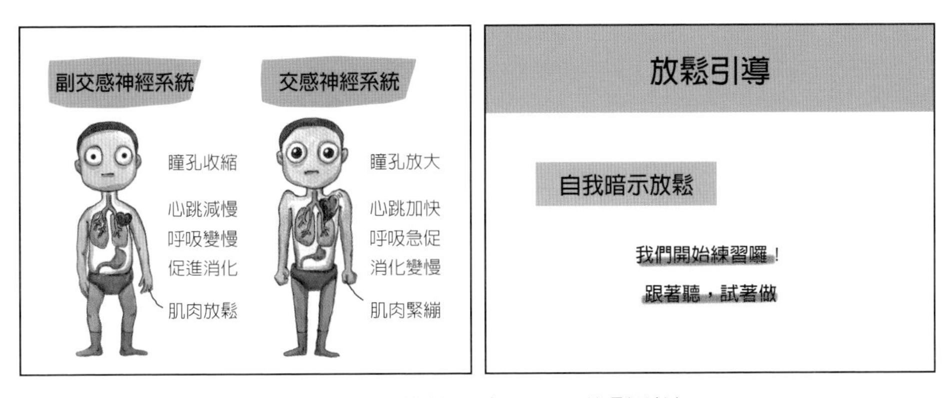

圖2-10　投影片示意圖——放鬆訓練

(5) 結語與資源連結

爲確保病人或家屬術後仍有尋求臨床心理資源的管道，我們放上臨床心理中心的聯絡電話、臨床心理中心門診掛號方式，另外，也放上放鬆訓練的線上資源，讓病人與家屬可依其需要下載以便隨時練習。投影片如圖2-11：

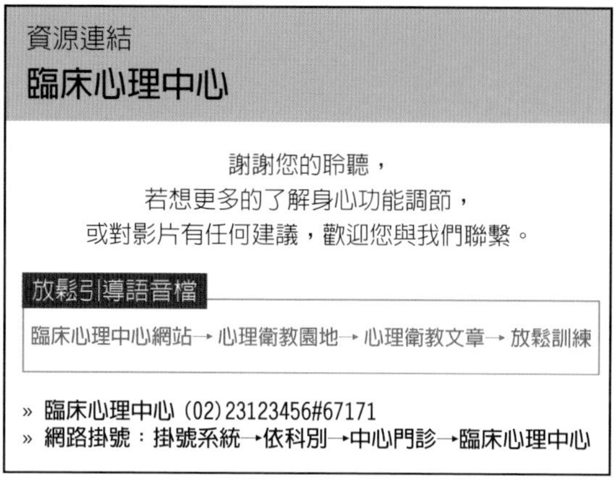

資源連結

臨床心理中心

謝謝您的聆聽，
若想更多的了解身心功能調節，
或對影片有任何建議，歡迎您與我們聯繫。

放鬆引導語音檔

臨床心理中心網站→心理衛教園地→心理衛教文章→放鬆訓練

» **臨床心理中心 (02) 23123456#67171**
» **網路掛號：掛號系統→依科別→中心門診→臨床心理中心**

圖2-11　投影片示意圖——結語與資源連結

【註】考量版權問題，多數投影片中的圖片並未於本書中呈現。但我們仍建議在製作影片時，適時加入圖片，以使影片內容更易理解，並減低過多文字敘述可能引起的沉重、乏味感受。

3. 影片播放期間的觀察與處理

影片播放期間，可觀察成員的反應，如：專注程度（滑手機或回訊息、處理手術文件、坐立不安頻頻觀察環境）、點頭或搖頭（注意在哪個段落）、是否投入放鬆訓練等。

病人於癌症歷程中所遭遇的壓力事件相當多元，如：得知診斷後的感受、症狀不適、醫療決策的過程、與家屬及親友告知狀況、生活變動。觀察病人在特定段落的反應，可以作爲後續開啓話題的契機，如：「剛剛在做放鬆訓練時，我發現大家好像都有試著做，那時候是什麼感覺？」「我有注意到A先生／小姐，在影片的哪一段落似乎一直點頭，請問那時候是想到什麼了？」

討論小園地

問：如果有成員未專注觀看影片，一直在做自己的事怎麼辦？

答：如果成員的行為並未打擾其他人，則可選擇尊重而不干預，或於團體討論時再予以反映、詢問。如果成員睡著，領導者也不一定要喚醒成員，試想病人們在得知罹癌後承受著多少壓力，若能放鬆下來、好好休息一下，何嘗不是好事呢？但若成員的舉動嚴重干擾團體的進行，則可由偕同領導者或其他在場工作人員協助處理，以確保團體順利運作，並避免主要領導者與成員間的關係受損。

問：成員在看影片期間可以觀察什麼呢？

答：本影片以三力一管的模式教導成員術前的自我照顧方式。精力教導成員重視飲食及休息，亦為成員較容易執行的因應方式。成員若在精力的部分點頭較多，可詢問對此階段的看法，是否曾嘗試著重身體保養，亦或是平時即重視身體健康；心力教導成員表達及調適情緒的因應方式，有時家人較擔心病人不願表達內在感受，若觀察到家人對此階段較多反應，可以詢問家人對此部分的看法，是否會擔心病人的感受，但病人卻不願意表達；腦力教導成員調整想法的因應方式，亦反映成員對於癌症的價值觀與信念，成員的反應可能反映其認同或不認同特定內容，如：「生病是一個及早發現的訊號」、「我不想造成家人的負擔，所以不想說自己很難過。」可以探問成員對於生病的想法，或是生病後的感受為何？

4. 影片播放結束後的動作

關掉影片及投影機，並調整光線。領導者與偕同領導者移動位置至成員前，並請兩側成員稍微往前，稍稍圍成圓，使成員之間互相看得到，幫助眼神交流及聲音傳遞。

(三) 團體討論

1. 開啓討論

(1) 摘述影片內容

衛教影片內容豐富，在影片結束後，爲成員再次以生活化的語言簡要整理、複習影片內容，一方面可加深成員對其內涵的了解，一方面亦可給予成員時間，沉澱並準備進入討論。

(2) 以開放性問句開啓討論

我們邀請的團體成員皆是隔日即要接受手術的癌症病人，無論是癌症復發或初次診斷，這些團體成員在決定入院治療之前，勢必已經經歷了不少檢查，也考量了許多，內在的想法與情緒往往是相當豐沛的。而每一位成員在乎的面向亦不盡相同。以開放性的問句開啓討論，可以讓團體成員們自由表達內在最關注的議題，領導者可藉此更加快速地了解成員、深化團體討論、激發團體討論的多元性，也可奠定團體自由、接納的氛圍。此方式適用於開放性較高的團體成員，可用的提問如：「看完影片後，大家有什麼想法或感受嗎？」「看完影片後，大家有想到什麼嗎？」若想連結疾病相關經驗，則可詢問：「對於這次生病與明天的手術，影片內容有讓大家想到什麼嗎？」

(3) 以封閉性問句開啓討論

在步調快速的醫療情境下，有些癌症病人尚無足夠的時間與資源以覺察、整理內在紛雜的想法與情緒；有些癌症病人選擇讓自己專注於當下的檢查與治療，對於內在經驗沒有太多的覺察；有些癌症病人不習慣以述說的方式因應情緒。對於這些成員來說，開放性的問句可能有些難以回應。此時，封閉性問句的使用可以協助成員慢慢釐清、整理思緒，而問題內容也可依照領導者的目標而定。舉例來說，如欲連結衛教影片內容，並爲成員暖身，肯定成員參與放鬆訓練、詢問對放鬆訓練的感受，通常是不錯的選擇。如：「我剛才觀察大家都很專心在做放鬆練習，過程中感覺怎麼樣呢？」也可以藉此詢問成員平時的狀態、放鬆方法，或其他壓力因應策略。如：「平常有沒有一些讓自己放鬆的方法呢？」「得知生病到現在，有沒有讓自己稍微放鬆的時候呢？」若欲帶領成員回顧疾病經驗，則可詢問成員診斷癌症的時間、情境，以及何時決定開刀等等。如：「你們是什麼時候知道自己生病（或需要開刀）的？」「一開始怎麼發現的呢？」

討論小園地

問：如果成員始終保持沉默該怎麼辦呢？

答：大多數成員過去並未有參與心理介入團體的經驗，面對領導者的詢問，成員們可能並不明白團體討論的具體目標與形式，也不確定該如何回應，並伴隨有害羞、緊張等情緒。此時，領導者可選擇直接反映成員們的情緒或行為，例如：「大家好像都很害羞」、「剛剛在看影片的時候，我發現A小姐很認真」。領導者可藉此表達對成員們的觀察與理解，並於正式討論前，給予成員們更多的準備時間。當然，帶領團體的方式相當彈性，領導者可隨自身經驗、成員特性、心理學理論基礎自由開創更為多元的團體討論形式。

問：還有不同的團體流程或形式嗎？

答：有的，可以將心理衛教影片直接涵蓋在病人入院後需要觀看的術前衛教影片（如：術後復健、引流或重建說明等影片）當中，那麼團體開始時，大家便都已經各自看過心理衛教影片了。這種情況下，領導者帶領討論時，宜簡述影片內容，喚起成員記憶後，再進一步詢問病人的感想，必要時可以在現場直接帶領病人練習自我暗示放鬆，幫助他們更熟悉放鬆技巧。

如果團體進行的時間很充裕，也可以在觀賞影片前簡單詢問病人目前的壓力為何，鼓勵其一邊觀賞影片，一邊思考自己做到了什麼，以及未來還可以怎麼調整，並在影片播畢後一起分享和交流經驗。反之，如果團體可進行的時間很有限，則可選擇讓病人觀看影片即可。但我們較不建議沒有討論，而僅觀看衛教影片的團體形式，因為這將少了領導者的帶領，失去進一步體悟與整理自身經驗，以及從他人分享中得到支持和幫助的機會。

2. 延伸討論：議題的普同與深化

(1) 議題的普同

我們的術前心理健康衛教團體是以癌別作區分，故團體成員皆是相同癌別的病人。也因爲如此，團體成員的疾病、醫療經驗往往有許多相似之處，對於彼此經歷過的情緒起伏、擔心的議題也多有共鳴。有時候，聽見其他病友說出自己內在的情緒與想法，對病人來說可能是更加強而有力的同理。操作上，當一位成員分享其自身經驗後，領導者可再詢問其他成員是否有相似的經歷。此作法除了可促進團體成員的連結，使團體討論不過度聚焦於特定成員外，亦可普同化成員的經驗，營造接納、支持的氛圍，並進一步針對共同議題進行探討。

舉例來說，在一次乳癌術前心理健康衛教團體中，成員A提到：「我這次是原位癌，希望可以不要化療。」並表達了過去化療時的辛苦經驗。此時，領導者同理成員A的擔心後，再詢問其他成員：「大家也會擔心化療的部分嗎？」進而引發成員B的共鳴並回應：「我對藥物很敏感，所以我也很害怕化療。」由此可見，成員B在成員A與領導者的引導下，得以說出心中的擔心，成員A也可以在成員B的分享中得到同理，同時，領導者也可從中看見成員們的共同議題，並進一步深化討論的內容。

(2) 議題的深化

雖然團體成員的疾病經歷或關心的議題往往有相似之處，但其實其中的內涵可能相當不同。舉例來說，同樣是對於術後生活功能改變的擔心，有的成員是害怕造成家人的照顧負擔，有的成員則是對於無法再從事喜歡的活動感到失落。若太快速地選擇將單一成員提出的議題普同化，可能會錯過進一步了解其他成員的機會。因此，有時候也可選擇先針對單一成員分享的內容進行探詢、釐清。此做法可以加速討論層次的深化，可以更深入了解成員經驗的背景脈絡、深度同理其內在想法與感受，並可從中尋找適用於團體討論的主題，邀請其他成員加入。

舉例來說，在一次乳癌術前心理衛教團體中，衛教影片結束後，成員A即表示：「要去接受、面對（疾病），比較能夠減輕壓力。難過結束後還是要面對，轉念就會看見希望。」由於團體討論方才開始，且成員A分享的內容較傾向於壓力調適的「概念」或調適後的「結果」。此時若詢問其他成員是否有類似的想法，可能會使團體討論的內容停留於表層或顯得較抽象。因此，在該次團體中，領導者進一步詢問：「什麼時候開始有這樣的想法？」「有沒有一些調整想法的具體例子？」成員A透過這樣的探問，開始分享初得知診斷時的震驚、難過，以及對於自身生活的重新檢視，進而引起其他成員的共鳴，拓展了討論的議題，促進了成員對情緒的覺察與表達。

不過，此作法應視團體成員性質調整，可考慮以下幾點事項：

- 團體成員的特質，如：是否每個人都勇於碰觸較深層的情感？或者成員表達意願的高低是否對議題的深化造成影響？

舉例來說，在一次頭頸癌術前心理衛教團體中，當領導者針對成員A分享的疾病經歷，進一步探問情緒時，成員A僅簡單回應：「就不要想太多啊」、「擔心也沒有用」。而後成員B大方分享內在負向情緒，不停流淚時，可觀察到成員A開始出現不安、欲離開團體的肢體表現。領導者推測成員A對於負向情緒較抗拒，有不舒服的感受，故開始調整團體方向。領導者在同理成員B的情緒後，不再繼續探問，轉而詢問調適自我的方式，並予以肯定，以同時照顧特質相異的兩位成員。

■ 團體成員的相似性，如：單一成員特殊的經歷是否能讓其他成員加入討論，或對其他成員有所幫助？

舉例來說，在一次乳癌術前心理衛教團體中，成員A分享了過去照顧失智症母親的經歷，且將癌症的發生歸因於照顧母親的壓力，因此有強烈的憤怒情緒。此時，若領導者進一步探問過往照顧母親的細節，或探索成員A的憤怒情緒，可能會使其他成員無法參與。故領導者選擇在同理成員A的情緒後，反映成員A在母親過世後，努力豐富生活的態度，肯定成員A在疾病壓力下對自己的照顧。這樣的回應方式可以在給予成員A照顧與支持的同時，使團體主軸回歸疾病壓力與壓力因應，讓其他團體成員得以加入。

3. 連結家屬與病人

在我們的術前心理健康衛教團體中，病人經常會由家屬陪同前來。家屬在陪伴與照顧病人的過程中，其實也承受著許多壓力，面對重要親人罹癌，他們可能和病人一樣經歷著衝擊、悲傷的情緒，一樣有著許多擔心與害怕，因此，家屬往往也是我們希望、需要照顧的對象。

(1) 家屬參與團體討論的意義與重要性

無論以哪一種形式照顧家屬、邀請家屬參與討論，我們最終都希望能夠促進病人與家屬的正向連結，讓他們能夠更加了解彼此、得以看見對於彼此的關心與照顧，甚至相互肯定、感謝，因為在面對癌症與手術壓力時，對病人與家屬來說，社會支持都是相當重要的資源。舉例來說，在一次頭頸癌術前心理衛教團體中，成員A對於領導者的提問始終只給予簡短的回應，討論因此變得有些困難。此時領導者轉而詢問女兒對成員A的觀察。女兒提到：「他（病人）平常都不太講話，從之前兩次手術之後就常常待在房間。」「他（病人）以前都會去找朋友，得癌症之後就變得比較封閉。」「希望他（病人）可以在課程裡面得到一些心理建設。」由此，領導者得以再根據女兒提出的議題進行討論。討論接近尾聲時，領導者也進一步肯定女兒的關心，提醒病人在面對疾病壓力時，家人是相當重要的資源：「女兒對於您（病人）的變化有很細膩的觀察，也很希望您能夠得到一些幫忙，可以看得出女兒真的很關心您、也很努力地想要照顧您、幫您找尋資源，這些都是很不容易的事情。疾病和治療都是很大的壓力，家人之間的相互關心、陪伴是很重要的力量，鼓勵您有時候也可以試著說出自己的想法，一方面可以舒緩自己的情緒，另一方面，如果家人能夠了解您，他們也會比較安心。」

(2) 邀請家屬參與團體討論的時機與技巧

在我們的經驗中，團體討論時多是由病人首先給予回應，或者，我們也較常首先邀請病人分享，若在討論過程中，家屬未主動發言，我們便可選擇進一步帶領家屬加入討論。邀請家屬參與的方式多元、彈性，例如，我們可以在病人分享告一段落，或病人較不願意、不習慣分享時，邀請家屬分享於疾病歷程中，對於病人的觀察，或者分享自身的想法與感受。有些時候，病人會表達對於造成家人負擔的擔心與自責，此時亦可邀請家屬直接予以回應。而另一種照顧家屬的方式是詢問病人在面對疾病壓力時，家屬扮演了什麼樣的角色、提供了哪些幫助。這樣的做法雖然不一定能促進家屬的主動分享，但讓家屬看見自己對於病人的重要性，往往是十分有效的支持力量。甚至，我們可以單純肯定家屬陪同病人參與課程的行爲，畢竟願意一同參與課程就顯示了家屬對病人的關心與照顧。

討論小園地

問：每位成員的特性、故事皆不相同，該如何選擇帶領的策略？是否有絕對的判斷準則呢？

答：帶領團體討論是件具挑戰性的工作，領導者在帶領的過程中，時刻都面臨著選擇，且考慮的時間往往相當有限，領導者也經常有害怕犯錯、焦慮表現不佳等情緒及想法。但相當重要的是，帶領團體時，許多選擇其實都是無關對錯的，每一個選擇都可能伴隨著利與弊，當領導者選擇普同化議題時，某一位成員的核心議題可能無法被進一步探討，但當領導者選擇深化該議題時，其他成員可能無法獲得足夠的照顧。因此，如何帶領團體並沒有正確答案，領導者必須清楚自身的專業知識，以及每一個選擇背後的理論、邏輯脈絡，並在持續檢視、精進自己的過程中，肯定自己帶領團體時，已經做了當時所能想到的最好的選擇了。最後，在單一次的心理介入團體中，要探究每一位成員的個別議題本就不容易，於團體後輔以個別關懷亦是不錯的選擇。

4. 標認壓力與因應

面對隔日的手術壓力，成員們除了可透過影片學習壓力因應的技巧，更重要的是，成員們本就有其內在力量、調適壓力的能力與策略。在團體討論的過程中，協助標認成員的壓力因應策略（亦可與影片中所介紹的精力、心力與腦力連結），可協助成員們覺察其內、外在資源，並提升其因應疾病與治療的自我效能感。談論疾病經驗與成員們的壓力感受往往可以達到情緒宣洩與被承接、同理的效果，而壓力因應策略的標認則可以使團體氛圍變得更具力量，亦適用於收斂團體討論，銜接結尾。

討論小園地

問：團體被打斷怎麼辦？要繼續嗎？還是暫停一下再開始呢？

答：若遇到醫師巡房、科部照會或病人須接受檢查、身體不適等狀況，都可能使病人無法繼續參與團體，先行離開。此時，若預估病人需要較長時間才能回來參加團體，且離開團體的病人人數較少，便可選擇讓團體繼續進行。若成員已分享部分自身經驗，領導者可以在成員離開前，請成員短暫停留三分鐘，做個簡單的總結，使成員在被迫中斷課程的情境下，仍能感到被理解、接納與支持。若時間不允許，則建議於團體結束後，工作人員可至病房關心病人狀況並簡單會談，讓病人感覺被照顧，也協助其整理團體經驗，將體悟與收穫應用在往後的日子。但若因故有好幾位病人需要暫離（如：醫師巡房），則可先暫停團體的進行，並告知病人待會再回到團體室繼續進行團體。

當團體暫時中斷後、重新開始時，領導者可同理病人入院後資訊量大、需面對及處理很多事，若病人情緒穩定，可簡要摘述方才討論的內容並接續討論；若團體中有病人的情緒出現明顯改變，則可視情況關心他的狀態，並判斷是否適合作為團體討論議題。

(四) 結尾

當團體內的議題討論到一個段落後，就可以考慮開始準備收尾了，而收尾同樣是門不簡單的學問。成員在團體討論時大多分享了許多自身經歷、內在想法及情緒，如何於團體結束時，讓成員感到被了解、如何協助成員整理於團體中的經驗與收穫，都是相當重要的。以下，我們將分享在團體結尾時的常用技巧，以及團體結束後，我們仍能爲病人做的事情。

1. 常用技巧

(1) **摘述個別成員的分享內容，給予回饋和肯定**

可在團體中段時開始進行。將個別成員拋出的議題做簡單的摘要，讓成員們感受到自己分享的內容是被聆聽、了解的。例如：「我聽到您一直很積極地照顧自己，注重飲食、運動，但還是得了癌症，好像讓您覺得很挫折。」

(2) **找到成員間的共通點**

統整不同成員分享的內容，找到其中的共通點，並給予回饋。適當連結成員之間的共通性，不僅能加強成員的普同感，也能降低困惑、孤單或自責等負向情緒。例如：「兩位都談到在剛知道生病時其實是很震驚、很難接受的，但兩位都試著透過想法轉換，讓自己勇敢面對手術。」

(3) **找到成員間的相異點**

當團體成員分享的內容相異程度較大時，領導者可以選擇分別摘要後，進一步點出相異之處，並適時促進彼此的交流與學習。舉例來說，當不同成員所採取的因應策略不同，領導者可分別標認不同成員的壓力因應策略，肯定每位成員有其習慣與擅長的方式。例如：「A小姐很積極地改變自己的想法，B小姐則是開始調整自己的作息，雖然是不同的方法，但都是對自己很好的照顧。」

(4) **給予成員肯定**

在我們的經驗中，我們多數時候選擇以正向、肯定的方式結束團體。面對疾病，成員一定會有負向的情緒與擔憂，但當我們能看到並標認成員積極因應的力量，或許就能增加成員因應癌症的信心。面臨癌症這個巨大的壓力，成員們能夠接受檢查、入院準備手術，甚至來到衛教團體，都可以讓我們看到成員因應壓力的力量，也代表著成員是具備因應壓力的能力的，我們並不需要急於給予成員新的因應方法，而是肯定成員，讓他們發揮已有的能力。

(5) 協助連結資源

若成員有需求，可以提供獲取院內心理資源或其他醫療專業、參與病友團體的管道。

2. 透過量表分數的比較，促進壓力管理與自我了解

團體結束後給予後測量表。後測與前測量表之題目相同，但前測量表評估病人「過去一週」的狀態，而後測量表則著重於病人「當下」的感受。工作人員協助病人填答量表後，也陪伴比較前後測分數的差異，並進一步詢問成員對分數改變的看法。

(1) 壓力分數變低

有感覺到比較放鬆嗎？覺得可能的原因是什麼？

當成員能敏銳覺察自己的放鬆，工作人員可以給予肯定，並鼓勵持續運用團體所學，促進身心適應狀態。若成員未能察覺自己狀態的變化，工作人員則可以藉由呈現前後測分數的改變，使病人狀態的變化更爲清晰、具體，協助病人發現自己的狀態其實跟一開始已經有所不同了。但若病人仍無法覺察自己更爲放鬆的狀態，工作人員也可選

擇尊重、接納。

(2) 壓力分數不變

覺得自己的狀態跟剛剛團體開始前是一樣的嗎？

成員可能認爲自己當下與團體前的狀態是相同的，此時可以分享我們對於成員的觀察，例如：成員的身體姿態、表情其實較爲放鬆等。有時，即使分數維持不變，其中的意涵卻已不相同了，工作人員可以嘗試予以回饋。舉例來說，同樣是8分的害怕，病人在團體前可能無法覺察自己害怕的內涵，因而感到不知所措，但團體討論後，病人可能可以更加明確表達害怕的事情爲何，並開始能設法因應。

(3) 壓力分數變高

比較緊張嗎？覺得可能的原因是什麼？

成員可能因團體中的討論，觸碰了他人擔心的議題，導致自己擔心與壓力程度上升；也可能因對擔憂與壓力的覺察更加清晰，因此分數反而上升。此時可以肯定成員對自我的覺察，若成員情緒壓力較強，可再協助放鬆，或於團體結束後給予個別介入。

討論小園地

問：結尾時，若有成員開啓新的話題，是否要繼續討論呢？

答：可以考慮議題的深度、其他成員的反應、議題與團體討論的關聯性等，來決定要不要繼續探問下去。例如在一次乳癌團體中，成員在領導者已做完總結後繼續說：「我也很擔心化療。」另一個成員立刻附和，此時領導者判斷「擔心化療」對成員們是個重要的議題，且成員對討論這件事的意願高，因此可以給成員一些時間討論與分享。又例如在另一次乳癌團體中，成員在團體後段表示：「如果檢查出來是三期或四期，那我就不要治療了……。」領導者判斷此話語背後可能有許多該成員個人對疾病的想像與生活的規劃，但時間有限，因此僅簡單回應而未繼續探問。

問：如果成員急於離開團體，不願填寫後測量表該怎麼辦？

答：團體討論結束後，若成員緊張度較高、想提前離開，建議鼓勵成員留在團體室中，完成後測等所有流程。讓成員察覺自己可以在這樣的壓力下完成原本該做的事情，對成員來說將是成功因應壓力的重要經驗。

第三章

團體常見主題與團體動力——包含給團體領導者的指引

陳奕靜、洪瑞可、吳文珺、洪家暐、陳思臻、簡靖維
陳品樺、張　煥、洪國倫

第一節　常見主題

團體中成員會談到的內容，經常反映出他們的困擾、關心與需求；以下分別依癌症治療歷程、生活功能影響與家屬相關議題做為分類。以協助讀者了解團體成員在面對不同疾病歷程階段時較常提出與關注的事項，帶領讀者能更進入、了解成員的心理狀態，同時也提供此情況下相對應的處理原則，期待幫助團體領導者能因應各種臨床情境。

一、依疾病歷程分類——檢查與診斷、手術、術後治療、復發

(一) 檢查與診斷

1. 檢查

病人在來到團體前，通常已經歷過不少的檢查，以乳癌患者為例，可能已接受過乳房攝影、超音波、切片檢查等；以頭頸癌患者為

例，可能已接受過造影、切片、牙齒與吞嚥功能檢查等。

在團體中，許多病人與家屬有機會在談及疾病經歷時回顧、分享這些繁雜而漫長的檢查過程，當中會聽見病人與家屬面對檢查時的不安、緊繃、焦躁等情緒（懸而未決的感覺），有些病人可能經歷在多間醫療院所檢查的經驗，更加輾轉反覆；或是有時甚至有憤怒與挫折。

■ **團體領導者可以怎麼做？**

(1) 以同理病人、家屬的感受爲主。如：「等待時候，難免很不安。」「好希望可以早一點發現，早一點來處理這個問題。」「檢查的等待，眞的比預期長很多。」

(2) 必要時解釋醫院的流程。如：「有時候眞的有很多人排檢查，因此需要等較長的時間。」

頭頸癌團體中的A，喉嚨疼痛的狀況持續好一陣時間，第一次檢查並無異狀，但由於喉嚨疼痛的不適未改善又加重，因此再尋求第二醫療意見，並於這次檢查後發現罹癌。

A分享一開始到醫院照影檢查，當時排程排很久，前後接受不同檢查，看報告花了一個月。團體中A回顧時：「若是可以早點發現，是不是就能早點治療？是不是癌細胞的範圍可以更小一點？」「要檢查才能治療啦，可是（檢查）要等那麼久，會擔心是不是因此延宕到治療時機！」

從上述的案例，可以看到對病人來說，他理解檢查的必要性，知道必須透過檢查才能進一步了解患部狀況，進而安排合適治療。但是現今醫療體系下安排檢查需要時間，除了等待檢查過程中對於自身狀況不確定的難熬，另外當檢查等待花超過病人預期時間時，病人潛在也會擔憂是檢查較晚而延誤治療時間。此時，團體領導者可以協助病人回顧檢查經驗，同理與反映他面對檢查時間比預期長的失落，以及連帶對於治療延誤的擔憂，必要時可以說明醫院安排流程，並肯定病人對於檢查時間拉長，可能延誤病情背後對自我疾病和健康的在意與照顧。

2. 初診斷

初診斷癌症，對病人來說，好像人生轉了一個大彎，突然之間所有事情的順位都往後移，治療與對抗癌症可能成為最重要的事。在目前臺灣醫療現況中，許多乳癌與頭頸癌病人往往是於門診看報告時得知罹癌，並於診間時即安排手術日期。每位成員對於初診斷以及手術安排的反應各不相同，這可能與個人特質、因應風格以及過去自身疾病與家人治療經驗等有關。

■ 團體領導者可以怎麼做？

面對初診斷時，每個成員對此的感受與程度皆不同。如果領導者想探詢成員初診斷當下的感受與想法，可以藉由以下方式引導與探問，從中有機會了解成員對初診斷的感受與想法。

(1) 引導成員回到得知罹病的場景：是怎麼發現的？有什麼不舒服所以去檢查嗎？

(2) 得知診斷當下的感覺爲何？

(3) 怎麼幫忙自己調適的？

以上這些探問很能夠促成成員間彼此述說分享情緒，同時成員也從其他成員的經驗與感受中得到自身經驗被普同與支持。然而，要留意初診斷對多數人來說都是很大的衝擊與壓力，有些成員能大方分享，有些則不一定能夠立刻談論自己對初診斷的感受，有人會以模糊的方式表達，甚至有時成員仍處於高度壓力下，還沒預備好而不願意談論。無論是怎樣的表達，對領導者來說，都是相當珍貴的，這些回應讓領導者可以看到成員當下的狀態。領導者當下可以盡力探詢，但同時也尊重成員相對應、可能異質性的反應。

頭頸癌團體中，L邀請成員分享疾病診斷過程。

A率先分享診斷到檢查過程，大方分享提到當時的感受，即「晴天霹靂」。

B聆聽、沒有說話，L探問初診斷的感受與經驗。

B：「現在覺得還好。」「也沒有怎麼樣。」

L再詢問時。

B臉色一沉、沉默，一會兒提到：「想到就很難過。」並表示現在還沒辦法去想這些事情。

上述例子是術前心理團體中很常見的狀況。在領導者詢問「當下的感覺爲何」時，從成員B的回答「都還好、沒什麼感覺」等回應，領導者可能會有幾個假設，例如：成員開放面對疾病、未眞切感受到診斷的衝擊，又或者成員原本的特質不是那麼容易表達自己的感受。此時，可以進一步邀請成員B，並透過成員B後續的回應來推論。當領導者再進一步詢問成員B感受時，成員B臉色變化，並表達自己還沒想過這些事，領導者可以進一步知道成員談論情緒、感受不是那麼容易，以及還在調適階段。這個時候，領導者可以嘗試反映成員B當下的感受、普同他的經驗，接納此時此刻還沒調適與準備討論的心情，嘗試予以等待或聚焦其他更具體、同時成員B也願意討論的話題，以進一步了解這位成員。

討論小園地

問：如何知道成員在得知診斷的感受呢？

答：領導者可以引導成員回到得知診斷的場景，讓成員較容易回憶當時的感受。除了讓成員回憶當下可能的震驚、害怕，也可進一步探詢當下成員一閃而過的畫面或一句話，進而有機會更深入了解成員的感受。

(二) 手術

我們的團體開在手術前一天，因此，「手術」將是病人所要面對的最近一個重大壓力源。我們可能會認爲，病人因爲即將手術而來到術前衛教團體，而他們也帶著對手術的擔心而來到此。

■ 團體領導者可以怎麼做？

手術作為每個團體成員必然面臨的壓力源，是團體領導者無法迴避的議題。當成員表達出對手術的不安、擔憂或是其他感受，領導者必須適當的承接與回應，予以同理以及必要的說明。

不同的成員對於手術的看法與感受可能相當不同，這些會與病人過往和手術的相關經驗、對於手術的認知、手術涉及的部位、需要的時間等有關。成員們對於手術的想法或情緒有以下幾種可能：

有一些病人，他們的擔心是「按部就班」的，他們會思忖將面對的手術、術後的恢復與進一步治療：

A：「剛開始對上手術臺會怕，但想現在是全身麻醉，那就這樣，麻醉醒來就做完了，什麼都不會知道。」

B：「他們說會麻醉，所以不會痛，重點是後面的恢復要好。」

C：「我們手術就睡覺啊，他們（家屬）在外面三個小時。」

成員A了解到自己在手術臺上會有害怕的感覺，但以「全身麻醉、不會知道過程」的認知來因應自己的害怕。成員B知道自己怕痛，不過他的害怕，透過思考醫療人員給予的客觀訊息後而能調解、舒緩下來。而成員C，除了考慮自身面對手術的反應，還運用心理資源考慮家人面對手術的反應，而能縮小對自我的擔心，反過來體會家人陪伴的辛苦。面對曾細想手術的成員，領導者若想與他談對手術的擔心與因應，較有開展的機會，同時，因爲病人的心理空間相對較開放，因此也能對病人覺察的壓力源和其因應方式能有較多的了解和回饋。

有些成員不會表達對手術的擔憂，甚至對手術是期待、抱持希望的，他希望趕快完成這個程序，才能進到下一步的治療計畫或生活規劃：

L：「對明天的手術有什麼想法呢？」

D：「期待，已經在醫院關十幾天了。」

L：「是希望趕快進行嗎？」

D：「想看下一步怎麼走，太太是想很遠，我是一步一步來。」

L：「剛剛講的下一步是？」

D：「切完後看手術復原情況，再看之後要怎麼做對兩人最好。」

許多的病人談到手術時，不一定會表達對手術本身的擔憂，而是對手術後的影響、復原、生活、社會角色狀況等等的擔心。比起手術本身，他們更在意術後的影響。

A：「發現了就手術，但會擔心術後的不舒服，對術後的治療也不太了解，有點擔心。」

B：「手術過了之後會有改變，而有改變就代表有不確定性，很擔心手術對生活的影響。」

C：「害怕切了淋巴之後手不能做事情，本來自己在家中是主導，之後就要聽老公的了。」

此外，有些病人對手術是不想談的，想到就怕，例如：

E：「手術還好，就放鬆、放鬆就好，（心情）沒什麼影響。」

L：「聽起來面對明天手術，心情上穩穩地？」

E：「多少會害怕。」

L：「多少會害怕，但就放輕鬆。這樣對自己說？能放鬆嗎？還是有時候還是沒辦法？」

E：「（嘆氣）不要去想它。」

L：「有嘆氣，想到有點煩惱會緊張，告訴自己不要去想、做其他的事情。」

以上面這個例子爲例，病人面對手術這個壓力源，感覺到害怕，他不僅感到無法因應手術這個壓力源而害怕，同時感到自己也無法因應自己的害怕而不想去想，採取了逃避因應的方式。此時，領導者較難與他直接討論對手術的感覺與想法，因而領導者多說一點，透過反映病人可能的壓力因應方式，同理病人，同時也讓病人回到當下、覺察自己的身心而能舒緩內在的情緒。不過，有些病人可能太緊張，而無法在短時間內覺察自己，此時領導者也可採用衛教的方法，先同理其擔心，再給予一些他可嘗試的具體因應方式，擴充其因應資訊庫，例如：在手術房等待時，溫度較低感覺冷，可透過腹式呼吸或影片所教導的放鬆練習來緩解緊張。

討論小園地

問：想和病人談對手術的擔心，但好像都談得不深入，怎麼辦？

答：手術為病人立即面臨的壓力，因此「不去想它」、「不去談它」，對病人和家屬來說，可能是心理上最反射式的保護方式。領導者可接納這個狀況，不堅持去談，而是順著他們的回應，肯定成員已使用的因應方式（像是：「相信醫療團隊」）、幫忙找出成員可利用的因應資源，並與成員討論他們所提出的對術後的擔心，這些都能幫助他們當前與術後的調適。

(三) 術後治療

手術未必是所有病人在術前最擔憂的事情，有些病人對於手術較有控制感，可放心交由醫生協助切除腫瘤，卻更擔心對於術後治療的副作用。術前有許多病人已將擔憂的目光看向術後的治療，其中，化療的副作用是多數病人較擔心的部分，有些病人擔心噁心、嘔吐的感受，有些病人擔心掉髮的影響。病人對化療的擔憂常來自於親朋好友的經驗或是自行搜尋網路資訊而形成的模糊想像，病人不確定化療的負向結果是否會發生在自己身上，但基於想像他人負向經驗而感到擔憂。

當病人不確定未來的一個或多個負向結果的問題時，因缺乏明確的事件與對象，病人無法具體對於事件產生戰或逃（fight-or-flight）的策略，而病人爲嘗試面對問題，內在可能浮現對於未來的憂慮，因此憂慮治療的副作用亦爲病人內在心理解決問題（mental problem solving）的一種機制，但每個人對於模糊不確定性的忍受程度不同，因此有些病人較激烈的表達對於治療的擔憂，有些人可能沒有表現出明顯的憂慮程度。

■ 團體領導者可以怎麼做？

對於治療副作用的擔憂，有一部分來自於病人缺乏面對副作用的自我效能感，Bandura（1977）認爲自我效能的變動受到成就表現、口頭說服、情緒激發與替代經驗等四種訊息所影響。由於病人大多沒有實際面對治療的經驗，病人當下較少有成功面對化療副作用的成就表現，但心理衛教團體可以由其他三點提升病人面對治療副作用的自我效能感。

(1) 口頭說服

如上所述，對於治療、副作用的憂慮可被視爲病人內在心理解決問題的機制，當病人在團體當中嘗試提出對於後續治療的擔心時，團體領導者可適切給予肯定提出問題的行爲，肯定提出問題的行爲有助於提升團體安心對話的氛圍；另一方面，病人提出對治療的擔憂，反映病人已經有足夠對於手術的效能感，且已經開始思考且具面對後續治療副作用的動機，亦可用於肯定病人積極照護自我的態度。雖未直接說服病人對治療副作用的擔憂，但肯定病人的提問便可提升病人整體的自我效能感，亦協助病人覺察內在力量。

(2) 情緒激發

病人對於不確定性的忍受度有時較低，可能會反應出較強烈的憂慮情緒及生理激發狀態，當病人將這些情形視爲恐懼或害怕的表現，其自我效能感便會下降。因此團體歷程中，適當協助病人調整情緒或生理激發狀態是團體領導者的重要任務，團體領導者可以利用團體的普同感，詢問其他人是否有相同對於治療副作用的擔憂，當成員有機會可以聽見他人與自己有相同的擔心，病人便可能分擔自身的情緒感受，或是與其他團體成員產生共鳴，減輕自身的焦慮與不安。此外，團體領導者亦可探問且同理病人的感受，使病人感受被理解而舒緩情緒。若病人有過度焦慮的情形，可以在團體當中再次帶領放鬆訓練，協助病人們減緩生理激發情形，協助病人穩定身心狀態，維持較佳的自我效能感。

(3) 替代經驗

每次團體中，每位病人的疾病狀況不盡相同，有些病人在接受手術前已先行接受化療使腫瘤縮小，當病人成功遇到與自己相似的他人分享化療經驗後，病人可能提升自我效能感而較不憂慮。團體領導者可鼓勵已接受化療的病人分享對化療的經驗。有些化療後的病人會分享對於化療的辛苦，團體領導者可適當詢問病人面對化療副作用的方式或是態度；有些化療後的病人可能分享一些具體的技巧協助其他病人理解如何面對化療，亦有可能分享自己撐過化療過程中的外在支持或內心信念。以上這些經驗是良好的典範，可以提升其他病人對於治療副作用的效能感。無論辛苦與否，此時此刻，經歷化療經驗的病人與其他病人當前皆能共同面對手術，對於其他病人而言是可貴的替代經驗。

團體正在討論對於明天手術的想法，A開始表示對於化療的擔憂。

A：「其實手術本身沒什麼好怕的，怕的是術後的化療，聽人家說化療很可怕。醫師說我開刀完之後還是要化療，聽說會掉頭髮、口腔黏膜會破、會噁心，現在對於化療眞的很害怕，想到就睡不著。」

B：「對啊，我也很擔心化療，是每個人化療都會有這樣的反應嗎？」

C：「每個人開完刀都要化療嗎？」

L：「很謝謝大家都願意提出對於化療的擔心，這表示大家都相當積極想要照顧好自己的身體，也可以感覺得出各位對於手術後後續的治療是很關心的，也很擔心，甚至想到的時候也有種很慌亂、很害怕的感覺。」

L：「在我們的經驗中，每個人對於化療會有不同的反應，有的人可能會有比較強的副作用，有的人可能比較輕微。很高興看到大家願意把這樣的擔憂說出來，也鼓勵大家如果有這樣的擔心或疑問，可以詢問照顧你們的醫護人員，表達自己的擔心，試著了解情況，也是在幫忙照顧自己。」

將上述自我效能的理論套用到案例中，領導者嘗試著了解情形後可適當給予病人肯定，病人背後的擔憂亦反映病人自我照護的動機與態度，適當鼓勵及肯定病人提問可提供安心釋放情緒的氛圍，協助調整病人的情緒，亦可以口頭說服的方式提升病人部分的自我效能。

此外，團體領導者適當提醒每位病人對於化療的副作用有不同的反應，此過程減緩病人認爲嚴重副作用會發生在自身身上的恐懼，可協助病人意識到每個人情況不同，病人意識到其他輕微症狀的可能性後，可能較爲放鬆。

A聽到L的回應後，雖頻頻點頭但仍忍不住流淚。

L：「沒關係的，難過也是正常的，情緒有宣洩對自己的身體是好事。C剛剛也有提到化療，可以試著說說看你的想法嗎？」

C：「沒事的啦！我是去年知道生病，醫師告訴我因爲腫瘤比較大，所以要先化療。化療的時間比較長，不像手術很快就結束了，所以眞的不能太難過。但怎麼可能不難過！有的時候哭一哭其實會好一點。」

L：「很感謝C的分享，C有相當眞實且可貴的化療經驗，對於其他成員而言相當有幫助，我也認爲化療是一條更緩慢要調適的路程，過程中有些情緒都是自然的反應，所以適當的讓自己宣洩情緒也是好好照顧自己的方式之一。」

當成員A持續流淚時，團體領導者合理且鼓勵病人釋放情緒的舉動，讓病人的情緒有出口可以抒發，可協助病人調適負向情緒。此外，此次團體中，成員C有化療後的經驗，成員C雖未直接分享面對化療的方式，但成員C分享其化療眞實的辛苦以及治療過程中可能有的情緒，但亦用積極的態度展現雖然辛苦但仍堅持到現在，此經歷對於其他病人而言是重要的學習典範，亦給予其他病人良好自我效能的替代經驗。

(四) 復發

我們的術前心理健康衛教團體開設於癌症手術前一天，內容雖然多聚焦於此次罹癌之診斷經歷與即將面對的治療，但團體中，仍然有不少成員提及對於癌症復發的想法與感受，這些想法與感受深深影響著病人們於癌症歷程中的身心適應狀況，往往需要且值得進一步探討。在我們的衛教團體中，有些成員是初診斷癌症的病人，有些則是癌症復發的病人，有時，他們甚至已經歷過不只一次的復發。以下將分別描述初診斷病人及癌症復發病人對於癌症復發常見的表達。

1. 初診斷病人

癌症復發是許多初診斷病人提及的擔憂，但其背後的內涵可能大不相同。有些人擔心復發後必須再次經歷痛苦的治療；有些人焦慮該如何預防癌症復發，反覆提及對於過去生活習慣的檢討，以及對於罹癌後生活規劃與調整的思考；有些人則想到了癌症復發對於職業、身體功能、家庭的負面影響，或甚至是對生命的威脅。

2.癌症復發病人

對於因癌症復發而再次入院接受手術的病人來說，癌症復發是已經發生的事實。許多病人提及對於癌症復發的震驚，癌症的難以控制經常使他們感到焦慮，對於如何有效預防癌症再次復發的思考，是團體中十分常見的表達。「擔心造成家人負擔」亦是團體中頻繁出現的討論主題，癌症復發病人經常對於疾病的反覆發生、再次需要家人的照料感到自責。

雖然癌症復發對於病人而言，往往是十分負向的經驗，但仍有病人透過過去的癌症經歷，嘗試以更正向的角度看待罹癌、治療至復發的歷程，在積極接受治療的同時，坦然面對疾病存有的不可預期，有些病人甚至能自癌症反覆發生的經歷中，釐清對於生命的態度。

■ 團體領導者可以怎麼做？

復發或復發威脅是癌症與癌症治療中相當重要的一環，於術前心理健康衛教團體中談論相關議題有其意義與價值。然而，在單次的術前心理衛教團體中，深入探討病人對於癌症復發的想法與感受，甚至促成改變是相當困難的。此時，領導者的首要目標可置於病人內、外在資源的評估，例如：了解癌症復發或復發威脅對病人睡眠與飲食的影響、病人面對癌症復發或復發威脅的因應策略與因應結果、是否擁有足夠的社會支持……等等。若病人的身心適應狀態尚屬穩定，領導者可藉由肯定病人之壓力因應策略，增強其自我效能，並鼓勵持續善用自身資源、照顧自己的身心健康。若病人之身心適應出現困難，領導者則可能需進一步與醫療團隊回報病人情況、連結其他專業資源，或於團體後提供個別的心理介入。

頭頸癌團體中A提到對於復發的擔心，其他成員也紛紛附和。

A：「我真的很怕以後會復發，我覺得如果復發了，可能就沒藥醫了。」

B：「對，如果之後又復發，心情就會一下高、一下低的。」

C：「我這次就是復發啊，我已經開兩次刀了，每次都要媳婦來照顧我，我心裡真的很過意不去。」

L：「大家對於復發好像都有一些擔心，也會對於要別人來照顧自己，有一些自責或過意不去。那當你們有這些不舒服的情緒時，你們會怎麼讓自己好過一些呢？」

A：「就不要去想了，去看電視、去運動啊。然後我太太都會一直陪著我，也是給我很多信心啦。」

L：「讓自己轉移注意力，就不會一直陷在情緒裡面了。然後太太也是你很重要的力量。」

B：「我會告訴自己順其自然。但是當然也是要儘量避免癌症復發啦。我以前工作壓力很大，常常抽菸，應酬也要喝酒，但我現在都戒掉了，還是身體健康重要啦。」

C：「就只能去治療啊，不然怎麼辦？反正開那麼多次刀了，有經驗了啦。自己要勇敢一點，儘量不要去麻煩到別人。」

L：「以前開刀的經驗好像讓你比較能夠放鬆的面對這次的手術了，而且其實你也是一個很溫暖的人，自己生病了，但也一直不想麻煩到家人，你也還在照顧著他們。」

由上述的例子可以看出，癌症復發是許多罹癌病人共同的擔憂，成員A分享自身感受後，隨即引起了其他成員的共鳴。此時，領導者考量團體時間有限，且當下最主要目標是協助成員維持身心狀態穩定以面對隔日的手術，故未選擇深入討論對於癌症復發的想法與感受，轉而詢問成員們面對負向情緒的因應策略，並予以肯定，增進其面對癌症的自我效能。

討論小園地

問：初診斷和復發的病人一起參與團體，會不會讓領導團體變得更困難？

答：初診斷與復發病人的交流有時能為雙方帶來良好的效益。對於初診斷病人而言，癌症復發病人可提供許多癌症治療的資訊，其過去有效因應癌症、完成癌症治療的經驗亦是初診斷病人十分強而有力的「替代經驗（vicarious experience）」（Badura, 1977），初診斷病人因應癌症的自我效能可望因此獲得提升。而癌症復發病人分享過去的罹癌經驗時，亦能再次看見自身面對癌症的成功經驗，其因應癌症的信心可能更為堅定。除此之外。協助病人面對癌症也經常能為癌症復發病人帶來正向感受。因此，領導者可適時協助初診斷與復發病人間對話的開啓。然而，初診斷和癌症復發的病人面對癌症與治療確實常有不同的想法與感受，調適的歷程也可能有較大的不同，有時亦會出現無法相互接納、包容的情況。因此，領導者必須敏感覺察病人的特性與狀態，予以適當的介入。以下提供兩個例子作為參考。

1. 復發的病人不斷告訴初診斷病人「不要怕，手術又沒什麼」，使初診斷病人無法自由表達內在的焦慮與害怕。
   - 領導者可反映每位病人不同的適應狀態，並予以接納，強調負向情緒是相當正常的，適時表達、紓解負向情緒對身心健康有良好的幫助。
2. 初診斷的病人表示聽到復發病人的經驗分享後會感到更為害怕，不願聆聽相關分享，使復發病人可能有不被接納的感受。
   - 領導者同時反映、接納雙方的情緒，也可邀請復發病人進一步分享過去如何調適疾病與治療，並予以肯定，使討論內容同時涵蓋積極、正向的層面。

二、生活功能影響

除了疾病本身、治療所帶來的衝擊，隨著這些治療以及治療下身體與生活的改變，也是許多成員最在意與擔心的事情。簡單來說，疾病對生活的影響範圍無所不在，除了疾病與治療所衍生的症狀直接影響生活，治療下生活影響亦涵蓋飲食、睡眠、作息、工作、外觀、人際關係、家庭關係、社會角色、告知親友罹病的事實與商討治療的考量……等等，這些層面亦環環相扣互相影響。

術前心理衛教團體中，成員多半會專注與強調他們的擔心與困擾，若團體領導者在理解成員並將成員的擔心因素拆開來概念化，則有助於釐清問題。以下針對疾病與治療、生活功能影響拆解，將團體中常見主題細分：(1)身體狀況、(2)生活影響，並提供相關處理原則。

(一) 身體狀況

身體狀況與感受是整個生病過程中持續、動態的歷程，有的病人是察覺身體不適後接受檢查、診斷，甚至到治療，有些則是偶然間發現疾病而開始治療，不論如何，這些通常是病人與家屬非常在意與關心的議題。它最直接連接到與疾病的關聯，也直接影響病人與家屬的生活。尤對於某些進入醫療體系害怕、有其恐懼與顧慮的病人來說，症狀也經常是進入醫療的原因與起頭。這些不同以往的身體狀況出現，往往促使他們不得不進入醫療體系中。而相較於談論心理的議題與感受，身體狀況也通常是較爲具體、直接、明顯且能夠討論的；也因此，身體狀況通常亦是團體中非常容易出現的主題，能夠引起共鳴。

根據團體成員討論的狀況，可以將團體中較常出現的症狀，整理如下兩類：(1)直接的症狀、(2)受直接症狀所影響而產生之其他症狀。

1. 疾病所引起的直接症狀

癌症所引發的症狀有許多種，例如：疼痛、發燒、腫脹、食慾不振……等。在頭頸癌團體中常聽到的是成員描述初發現疾病的經過，「舌頭白白的，想說火氣大、一下子就好，沒理它，結果後來慢慢變大，開始破皮、化膿、會痛，就來醫院了。」

2. 受直接症狀影響而產生之其他感受

團體成員抱怨患處的疼痛、腫脹感受，這些疼痛的狀況通常會直接影響他們的生活，進而產生其他的症狀。例如：疼痛影響睡眠，半夜因爲疼痛而醒；或是因口腔內的疼痛而影響進食，因進食量攝取不足而影響體力應付工作。不過，這些症狀在團體中初現時有時候會以包裝過的方式出現，意即團體成員在報告時不見得能將這樣的前後脈絡說出，通常成員們會告訴你直接的生活影響，如：吃不下、睡不好等生活抱怨。

■ 團體領導者可以怎麼做？

當團體成員說出症狀時，很多時候能引起其他病友成員的共鳴，引發團體成員間共通感受。但是，在團體一片痛聲、症狀連連當中，團體領導者如何自處，能否站穩自己心理衛教之目標，著重於心理專業，但又適時抓住團體成員對於症狀之在意，對團體領導者來說是很重要的挑戰。

心理專業上我們很難直接減輕與緩解他們身體的症狀，因此，當我們把減輕他們症狀的責任放在我們身上時，領導者無疑會增加自己額外的壓力，而且越是聚焦而越深陷其中；因此適時將自己拉回團體目標是非常重要的自省與覺察。鼓勵團體領導者可以團體心理之療效因子爲準則（Yalom, 1995），包含：灌輸希望、普同感、宣洩、資訊傳達等因素加以暖化與著手。以下進一步描述：

(1) 灌輸希望

由於團體在術前舉行，灌輸對於治療的希望，以及穩定治療的信心對團體成員非常重要。由於團體中成員各治療狀態與背景不見得相同，有時會有經歷治療而再治療的病人，也會有初診斷接受治療的病人。當初診斷病人遇到症狀相對沒有經驗，但他聽見有經驗之病人傳承與說明時，有時也會對自己治療後的狀態抱有期許，因而有被激勵的感受。

(2) 普同感、宣洩

善用團體暖化時普同感的技巧；若團體中許多成員都有疼痛的症狀，藉由團體中議題的提出成員能宣洩、抒發疼痛自身感受，同時成員間有機會聽見並非只有自己有這些狀況，其他人也都有，且正在嘗試方法努力緩解，有時候成員彼此間就會產生共鳴。

(3) 傳達資訊

我們雖然不能直接緩解成員的症狀，但可以嘗試理解，協助成員與醫療團隊溝通，並鼓勵成員在團體中討論，協助團體成員們分享症狀上所做的因應與嘗試。例如：疼痛／吃不下時，我們會用什麼方法讓自己感覺舒服一點，這些效果如何、哪些覺得有用。團體成員能聽其他成員的回應中激發過去未想過的方法，可能有意嘗試，另外也藉由探問協助成員以了解症狀下他的因應與掌控。進而有機會讓團體成員看見身心壓力調適間的關聯，有機會時也能帶領放鬆或再次確認團體成員放鬆後的感受，強化放鬆的技巧。

頭頸團體中A提到嘴角疼痛的狀況，分享著嘴破對於日常生活飲食、睡眠的影響。

A：「痛啊，刷牙的時候都很刺痛，睡覺都要張開嘴巴！」

B很快點頭，提到：「痛起來眞的是想罵人！」

L：「聽起來大家都有那種痛的經驗，痛起來的時候眞的好不舒服，有時候連帶心情也會受影響，好煩啊！那這裡也想問大家，痛起來的時候，你們都怎麼辦？」

A：「就是不管他，去滑手機或看電視。」

A的太太補充：「他會抱怨不要喝熱湯，我就儘量準備比較不刺激的。」

B：「可是我工作關係就比較沒辦法，吃的就是儘量方便。」

C：「那個沒有關係，不一定要家人準備，外面買的那種也可以，
我也是一樣，試了以後也滿方便的。」

將上述團體心理治療之概念套用以上的互動案例。當成員A首次提出疼痛的困擾時，很快就有其他成員回饋、表達同感，這時候團體領導者可以將大家共有的疼痛經驗提出，讓團體成員感到共鳴，從中彼此支持、陪伴。進而，團體領導者透過進一步討論因應，讓成員有機會思考自己面對症狀與不適下他們的因應方法。這樣的操作除了協助成員重新整理自己面對疼痛、不適下的自處方式，同時也讓成員能夠給予訊息，以賦能他們面對這些不適下的因應的信心。

值得注意的是，疾病對病人與家庭的影響是一起的，正如症狀的出現除了讓病人受苦，有時候也迫使病人與家人互動方式的改變，有時家人面對病人症狀的因應也相當頭痛。因此團體中除了普同症狀下感受、照顧病友成員理解症狀與情緒的關聯，以及強化穩定情緒的方式外，有時討論疼痛與身體症狀時亦是促進病人與家屬溝通照顧期待的重要契機。因為相較於情緒，身體感受與症狀即提供明確、具體的討論方向，又不像討論負向情緒那樣讓人有時困難招架。

團體正在討論疼痛的因應，A的太太分享罹病後食物準備的改變，
成員間討論飲食上調整所遇到的狀況。

A的太太：「不過，坦白說看他這樣吃也是擔心，辛辛苦苦熬了牛肉湯他不吃肉、只喝湯，眞的會忍不住想要他多吃。」

A顯得有點生氣：「啊我就很痛、不能吃啊，你就不是我，你就不理解。」

A的太太：「講多了他又不高興。」

A轉頭詢問其他成員：「難道喝牛肉湯不行嗎？」

L：「從你們的對話中，看到A太太對A的愛，在意A的吃，希望他營養能對抗疾病，這些是A太太對A的愛；不過也看到，有的時候疼痛下，A好像有些力不從心，不是不願意吃，而是好像眞的心有餘、力不足。」此時A與太太都安靜下來。

L：「其實，這樣的狀況是很常見的，那想問問大家有沒有類似的狀況，當有時候痛起來、心情好煩的時候，你們會希望旁邊的人怎麼做呢？」

A：「她放著、不要催我，我會慢慢吃的。」

由上述的例子中，團體領導者透過情緒反映同理成員與家人的感受，當成員與家人的情緒緩和下來後，也將病人與家屬在照顧與被照顧間期待的落差讓彼此有機會聽見，在協助雙方能理解對方爲難與背後關心的狀況下，共同討論照顧上彼此的期待與調整。團體領導者可以嘗試這樣詢問：「當你疼痛、很不舒服的時候，有沒有家人做了什麼事情，讓你感覺好多了？」「疼痛時，你會希望照顧的人如何陪伴你呢？」以促成病人與家屬的討論。而這樣的討論因為在團體中，其他團體成員亦有機會聽見、看見其他成員互動的方式與方法，同時也促進了普同感受，以及資訊的給予。除了直接討論症狀本身，領導者也可以與成員討論對症狀的因應，例如：「當你疼痛不舒服時，你會怎麼讓自己舒服一點呢？」「如果都吃不下的話，那怎麼辦？會調整飲食嗎？」此時，除了可以了解成員如何因應症狀帶來的不便、成員的因應能力，也能透過肯定成員的因應來達到前述「灌輸希望」之效果，成員之間也能分享對症狀的因應策略，彼此交流、鼓勵。

討論小園地

問：討論症狀的時候，很擔心讓團體成員進入症狀無法解決的死胡同中？

答：的確，症狀討論提供很好媒介，但在討論過程中很具挑戰。此時團體領導過程中自我檢視與覺察很重要，放下自己忍不住想要為成員解決症狀的角色，進而允許自己陪伴與理解，可能會有不一樣的發現喔！

(二) 生活功能

在治療情境下，多數病人與家人是全心投入治療，與醫療團隊並肩奮戰疾病；許多人也會將醫院與治療場域視為階段性，比擬為戰場或非常時期。緊湊的療程使得病人與家屬無心思考生活改變，同時在醫療場域中也有醫療團隊和其他病友們的陪伴。然返家後，病人與家人眞眞實實的面對被疾病與治療闖入的生活，飲食與睡眠等照顧與限制、工作安排調整、作息外觀等改變才最是直接，甚至衝擊病人與家人的事，每位病人與家屬變成獨自面對與處理這些疾病以外生活的變化。

團體中，這些生活功能的改變也是成員與家屬常提到的話題。他們常會想到什麼就說什麼，交雜著陳述與分享著生活中經歷的改變與困擾。領導者可以透過成員的分享勾勒成員的家庭與生活樣貌，進一步概念化成員，但同時領導者也須提醒自己，成員與家庭每一小部分的改變也可能影響其生理、心理、社會部分，彼此之間是環環相扣。

下面這位成員Y，描述從發現症狀、就醫、初診斷至手術前，疾病對生活各個面向的影響：

Y因牙齦腫先至牙科診所求診，因服用止痛藥後腫脹未消，且疼痛持續，由診所轉診至大醫院檢查。在某醫院做了切片化驗顯示爲惡性，經家人建議轉診來本院預備切除手術。成員於團體中分享檢查與生活經驗。

Y：「因爲在那邊要等一個多月才能手術，所以才轉院，來這邊比較快一點，等大概20多天。」

L：「很想要趕快處理掉。」

Y：「對啊！吃東西的時候會不舒服，工作也沒有做了。原本是做比較粗重的工作，不知道還有沒有辦法繼續做。」

L：「那對於經濟的部分……」

Y：「都先不管了，等到治療好再想辦法。」

成員Y描述症狀對生活的影響。症狀引發了生理上的疼痛，病人自行買了止痛藥處理，但沒有效果，多次就診、等候報告才確定如何治療；這個期間，病人承受疼痛，已使得病人想要「趕快處理掉」；在生理之外，症狀還造成病人在飲食上的不舒服、不方便，三餐可能都受到了影響；疼痛的狀況使得病人開始擔心工作能力可能下降，而就醫、治療所需花費的時間，也讓病人得調整工作時程，把工作停了下來。在這個例子中，我們可以看到經濟也是病人所擔心、潛在受到衝擊的面向，只是病人選擇先專注在治療，期待透過治療能改善症狀，認爲過了這關以後，其他影響會自然減輕。

然而，疾病對生活的影響，常常無法止於手術，尤其對於頭頸癌病人，術後的外觀改變、進食、說話功能改變等影響，往往才是挑戰的開始。接下來舉一位曾接受手術又再度復發來到病房的成員Z，描述手術對他生活的影響。

Z在兒子陪伴下來參加團體，臉頰與下巴處有明顯手術的縫線與補皮痕跡。他的手中握著板夾，板夾上夾滿了裁切過的白紙，板夾旁亦掛著筆。撥放影片時，Z就低頭振筆疾書，一邊寫、一邊吸吮口水，以避免口水從嘴巴流出。影片撥放完畢後，Z便把密密麻麻的小紙遞給領導者。上面寫著：

Z：「氣切，不方便講，用寫的。」

Z：「癌，開九次刀，聽醫生，檢查、開刀、出院、門診。」

Z：「怕、怕、怕」（在紙上重複圈起「怕」與「癌」）

L反映成員Z多次面對手術下對於治療、疾病的擔心與害怕。

L詢問Z發現疾病與一路調適過程，在Z及Z的兒子協助下，了解到Z過去是導遊，經常與朋友聚會，談吐風趣。開刀後，因氣切影響說話功能，而辭去工作，同時，Z因跟不上朋友間的對話速度，而疏離了聚會。後來一次次手術，外觀的改變下，Z的兒子觀察Z就越來越不愛出門。

Z：「難看、不好看，吃的也不方便，麻煩（他人）。」（兒子補充Z吃的東西需要果汁機打過，才能嚥得下去），Z哽咽哭泣。

嘗試分析以上成員，將生活的改變與調整條例如下：

1. 外觀：術後的外貌改變。
2. 說話：手術後咬合、說話咬字的困難，影響成員需要常聯繫與溝通的業務工作。不過，成員也因應溝通上的改變，他改以攜帶筆記本、筆談的方式作為他與別人溝通的平臺。
3. 工作：病人原先工作需要經常與人溝通談話，氣切後外表與說話的影響使他從職場中退下。
4. 飲食／睡眠：此例中尚未有機會談及飲食與睡眠，但我們理解頭頸癌術後多數病人因手術和放療影響造成吞嚥的困難，有時也因唾液分泌狀態改變、疼痛而造成睡眠的影響。

■ 團體領導者可以怎麼做？

因著疾病進展或治療所造成的某一個功能的變化，都可能進一步影響病人生活中多種不同面向。面對已經有功能改變或缺損的病人，領導者不需害怕去碰觸病人的失落，反而可透過傾聽、同理，引導其抒發失落、悲傷等感受；透過無條件接納的態度展現，則有機會促發病人真實面對所失去的部分，才有逐步自我接納的可能；透過引導思考可能的因應方式，讓病人能找到重新生活的契機。而對於初罹病而焦慮未來變化的病人，領導者則同樣能先支持、常態化疾病或治療所帶來的威脅感受後，進一步引導其覺察未來的可能改變或陳述所擔心的想法內容；同樣能透過討論一起找尋可能的因應方式，或澄清過度災難化或錯誤的訊息，都能協助病人有合適的疾病適應。

Z以筆談分享家人情誼時哽咽掉淚。

Z：「工作沒了，一個人在家，很孤獨。」

L：「一個人在家？一個人住嗎？」

Z：「小孩、太太都上班，不要影響他們，他們有生活。」（哽咽、哭）

L：「是跟小孩住在一起的，但爲了不影響他們，內心好像有很多事情自己承受，而感到孤獨。」

Z：「（點頭）怕麻煩，難說，就哭。」

Z一面點頭，一面將他這些年治療的辛苦用文字寫出。包含：平常自己在家待在房間、爲了不要他人側目而戴著口罩外出。

L：「疾病下被迫有好多改變，像是工作停下來，外貌也和從前不同了。可是我也看到你好努力，在家時雖然害怕，但仍努力照顧，像是這次再進來手術或是門診追蹤，同時在外表改變下，你也好努力找一些方法讓自己在這些改變下讓自己安穩。」

Z：「說出來心裡舒坦多了！」接著，Z在「說」字旁邊補上「（寫）」，重新寫下「寫出來心裡舒坦多了！」

由上述的例子中，團體領導者在和成員討論疾病治療經驗的過程中觸及成員因疾病與治療下生活功能的改變。成員在回顧這些功能與生活變化時體驗深刻失落感受。對於成員自然情緒流露反映，團體領導者讓團體保持開放的態度，允許成員自然的情緒流露，持續反應疾病過程的脈絡、靜心等待與邀請，並將感受到成員的難受向成員反映，給予支持和同理。成員在情緒被承接後，就有機會更放鬆地在團體內表達自己，並說出他內在經歷的感受。團體領導者聆聽成員的調適歷程，持續同理、理解這些治療與疾病下無奈、被迫的感受，但也具體回饋、肯定成員面對改變下他的因應。從成員最後回饋「說出來心裡舒坦多了！」爾後再將說改成寫的部分，可以看見成員如何自我接納目前的狀態。

討論小園地

問：病人有那麼多擔心，要怎麼談才適當？

答：病人在團體中提出的擔心，是當下對他最重要，也最能夠談的擔心，我們可以抓住這樣的精神，重視每個他提出來的擔心。即使知道他背後可能有更深廣的害怕，但在有限的團體時間中，我們沒辦法一次幫忙，且深層的討論，對一次性的團體也不一定是件好事，因為我們沒有後續的機會，追蹤病人對這些自我覺察的反應。因此，懷著開放的心態，能做多少就做多少，即使看起來只談到飲食、睡眠這些「看似表層」的問題，對病人和領導者都是最佳的幫助了。

三、家屬相關議題

面對癌症以及即將到來的手術，不只病人本身會有情緒，家屬也會有些情緒反應。家屬的情緒可能是針對癌症或手術本身，例如：擔心手術成功與否、對術後照顧的不安、家人罹患癌症的無助等，都是家屬常見的情緒反應；也可能因爲癌症或手術衍生的壓力源而生的情緒反應，例如：病人爲主要經濟支柱，家屬對於家庭經濟的不安。又或可能是因爲病人情緒反應所衍生的情緒，例如：病人感到沮喪，家屬因此而擔憂、憤怒等。

然值得注意的是，一般人在術前觸及自身的擔心或焦慮，並不是一件很舒服的事情，因此，相對於具體的訴說擔心的內容，許多家屬會透過敘述病人發現病灶、就醫的歷程，來表達與舒緩他們的焦慮。此時，有時家屬會以較隱微或者期待式的口吻來表達，像是說希望可以「開（刀）一開就好」，這句話隱含家屬（病人）對復發是擔心的，但同時也自我鼓勵與安慰，爲自己注入希望感。

■ 團體領導者可以怎麼做？

面對每份擔心與焦慮時，可以予以同理、適當的正常化，並探問其擔心的感受、想法、發生的狀況，以及他如何看待這份擔心。於此過程中，團體領導者也評估家屬和病人是否有資源接納、舒緩這份擔心。在團體中，團體領導者認眞看待每位家屬與病人的擔心，並促進病人與家屬了解、接納彼此的擔心，並以協助他們討論將擔心化成具體可達成的方向爲目標，如此有助於家屬與病人建立更眞實的互信與支持。然而，値得留意的是有時候家屬一直表達自己的擔心，會讓病人感覺不舒服。此時，團體領導者宜留意病人的反應，適時藉由同理家屬情緒，並反映對病人行爲和情緒觀察讓病人與家屬知道，接著將焦點拉回病人身上。

頭頸癌團體中，M與M的太太分享看完影片後的感受。

M的太太：「常常睡不著，容易哭，我這樣是憂鬱症嗎？好幾年都這樣，只要跟人講話就想哭。」

M：「應該是幾年前知道我得癌症，當時就很苦惱，又聽說開刀可能有生命危險。」

L：「所以是跟先生的疾病有關？」

M：「她（指M的太太）在外面看到喪事也會哭。常常覺得很委屈，很想哭，常常胡思亂想。失眠很嚴重，有去身心科拿過安眠藥但是很不舒服，睡兩個小時就會醒來，胡思亂想。」

L：「聽起來太太的情緒好像有一部分與先生得癌症有關，心裡有好多苦，可是說不出來。但有去看身心科，請醫生幫忙是很棒的自我照顧。不過，想請M太太幫我一個忙，這調整是需要時間的，給自己、醫生一段時間，慢慢調整藥物。」

M：「她（指M太太）壓力眞的很大。」

L：「可是太太還是陪你來這裡接受手術，還有一起參加術前的團體。」

M：「無論如何還是要一起。」

L：「一起來醫院，照顧彼此。M成員最近吃、睡都還好嗎？」

M：「都還好，在固定時間吃飯，因爲要早起工作，前一天會準備好早餐。」

M的太太：「我自己每次吃飯時間比較不固定，有時候早餐、午餐一起吃，至少不會餓到。」

L：「兩人在飲食方面都有一些彈性，可以互補，互相照顧。」

在上述例子中，M的太太明顯出現情緒困擾，這與成員M的病情相關，但過度深入討論容易使團體主軸偏掉，變成針對M太太的會談。此時，團體領導者仍傾聽、同理M太太的感受，連結M太太現有的資源（原本的身心科醫生），並肯定M太太儘管憂傷但仍勇敢陪伴先生，順勢將主軸拉回對成員M的關心上，也就回到了術前團體的主軸。

第二節　團體動力

團體動力是一個動態的歷程，指的是群體中個體間互動，包含行爲、情緒等流動的狀態如何於團體中影響著成員彼此感受、回應，以及團體運作的進行。團體動力的影響不只限於衛教團體中，也存在人與人之間的各種互動。以下我們將先介紹團體中常見的成員間互動模式，以及病人與家屬間互動模式，透過這些對話案例協助讀者體驗團體中動態歷程如何影響團體，接著提供處理的原則。

一、成員間常見的互動模式

團體中成員間的互動包含病人與病人間，以及病人與家屬間；而病人與成員間的互動，有時候來自病人與他的家屬，又或者病人和其他病友的家屬。我們歸納團體中成員間的互動之常見模式包含：意見不同後各自講各自的、意見不同後達成共識，以及彼此互相支持。

(一) 意見不同後各講各的

當不同個體共同關注同一議題時，即容易產生不同的觀點，尤其罹癌之後，醫療與生活中各層面的重要性更加被突顯，譬如：治療方式選擇、飲食作息安排，不僅病人與病人間，與之存有關係的家屬亦會參與議題的討論。此時，病人與病人間或病人與家屬間價值觀的落差便浮現，落差可能源自於彼此成長時空與背景知識的差異而趨於根深柢固，譬如閱讀大量西醫文章的病人認為應儘快入院接受手術與化療，但長年服用中藥的家屬則認為應接受中醫調理並待於舒適的家中修身養性，各持己見將使討論過程難有交集，無法統合之下僅能各講各的。

(二) 意見不同後達成共識

儘管病人與病人間、病人與家屬在初次接觸討論議題時，時常自動化地將個人原有的價值觀帶入，但若彼此同時抱持著開放的態度、敞開協調的空間，便可能於討論歷程中相互交流、理解。譬如：病友們彼此分享治療經驗，其中一位病友對於放療主觀預期非常難忍受，另一位病友則沒有那樣深刻的感覺。病友們對於想法的差異一開始困惑，但緊接著他們討論對於這些治療的想法，進而理解感受差異背後的原因，或共同討論面對放療副作用等的因應。因此，即使對治療經驗雖不同，但能彼此探問與了解感受，互相接納並互通治療經驗以彼此支持與達成共識。又或者，醫療團隊召開家庭會議提出安寧緩和醫療議題進行討論，病人認同以身體舒適與生活品質爲重的概念而欲接受，而家屬則認爲該醫療即等於放棄生命不再治療而欲拒絕。病人與家屬雖皆爲彼此迥異的立場感到困惑不解，但願意進一步探問對方立場背後的考量；病人理解家屬的立場出自於對病人的照顧和關愛，以及對安寧緩和醫療的誤解；家屬理解病人的立場出自於對生命當下舒適的重視，以及遠離痛苦的折磨，彼此統合出以病人主觀感受舒適爲關鍵決策因素的結論，進而達成共識。

(三) 意見相同而相互支持

除了意見不同，當然亦有病人與家屬意見相同的時候，此時，討論歷程將較順暢地完成。而所謂的完成，並非僅有流程上達成共識的完成，更重要的爲病人與病人間、病人與家屬發現彼此的價值觀相似時，雙向的認同和支持將於討論歷程中持續動態地發生，亦即病人與病人、病人與家屬皆會獲得被認同與被支持感，而能使彼此更加肯定共同聲明的意見或進行的決策，以及更加穩定彼此的關係與立場。譬如醫療團隊提供部分或全部切除手術等選項，病人與家屬皆認爲保險起見而欲選擇全部切除，病人與家屬即相互支持彼此的意見與決策，而能更篤定地面對後續手術。

討論小園地
問：團體中成員常見的互動有哪些？
答：成員間可能是各講各的，由領導者一一回應，而較少互動；可能互相支持，領導者也能透過成員間的互相鼓勵，再一次肯定成員；成員也可能意見不同，而透過多次的同理，成員也能慢慢理解彼此的差異。由於是一次性的團體，成員們多半也是在團體中才第一次見面，對領導者來說，成員間的互動也較難預測，是術前團體中非常不容易的功課！

二、如何處理團體動力？

如何促進成員們彼此互動而產生交流，為領導者相當重要的工作。團體中被邀請而來的成員們，各自的生活背景、疾病與醫療情形，以及心理狀態皆不盡相同，譬如兩位皆罹患乳癌且情緒焦慮的成員，其中一位經濟富裕且從事醫療業，此次為復發而需手術加化療，呈現狀態防衛拒絕分享；另一位則經濟貧困且從事服務業，此次為初診斷而需手術，呈現狀態開放願意傾訴。其實細緻探究每位成員之後，必定會發現彼此間充滿許多的相異處與許多的相似處，若領導者能靈活地運用這些異同，將能迅速地使成員之間產生連結。為了促進成員間彼此的互動，領導者第一步需要先掌握病人或家屬在團體中展現的訊息。

掌握訊息對領導者而言是項挑戰，有時成員們的表達多樣且龐雜，譬如從醫療問題談到日常瑣事，而又有時成員們的表達缺乏且單一，譬如對任何探問都表示還好或安靜流淚。面對前述狀況，該如何較有系統地從中發現異同，可嘗試將成員呈現的訊息，分爲語言與非語言兩層面進行著手，亦即領導者敏感於各成員間語言與非語言的異同，嘗試進行辨認、對比、分析、統整並反映，將可有效地爲團體提供題材並開啓討論。我們可以將訊息的掌握分類成語言訊息和非語言訊息層面。

語言訊息層面，亦即成員口語講述的字句內容，譬如成員A提及自己未接受過化療，但曾聽說過化療會有很多不舒服，也因此不敢再進一步查詢相關資訊，感到相當焦慮與害怕；成員B提及自己已完成化療，過程中確實產生許多不舒服，譬如：嘔吐、嘴破，害怕自己無法克服，但藉由家人的支持與鼓勵才能撐完療程；成員C則提及自己已完成化療，過程中未產生明顯不舒服，但住院化療期間無法處理生活雜事而容易焦慮，藉由家人的協助才能放心接受療程。從上述三位成員的語言訊息中，領導者辨認出化療皆爲三位成員提及的大主題，再對比與分析三位成員敘述化療的異同的小主題，譬如：化療經驗的有無、副作用的程度、衍生的情緒類型、面對化療的因應方式。領導者可先選擇其中一項異同小主題進行統整並反映，譬如：領導者小結化療衍生的情緒不盡相同，邀請成員A針對既焦慮又害怕進行分享，之後再邀請同樣有害怕的成員B針對成員A的分享進行回應，又譬如領導者小結化療過程中運用支持資源的重要性，邀請成員B針對其所獲得之家人支持進行分享，之後再邀請成員C針對成員B的分享進行回應。

非語言訊息方面，亦即成員神情或肢體呈現的狀態，譬如成員A提及在診間得知確診罹癌的當下，像被閃電劈到般腦袋一片空白而無法思考，直到返家才開始有許多思緒湧現，既害怕又難過，之後就認爲信任醫療而比較能放心面對，當成員A微笑地講述時，成員B亦轉頭微笑看向成員A並持續點頭，而成員C則逐漸皺眉再低頭並開始落淚。從上述三位成員的非語言訊息中，領導者辨認出A、B與C成員皆對刺激（成員A所講述的疾病歷程）有所反應，進行對比與分析後，對於同一刺激，成員A與成員B反應相似，神情呈現自在與平穩的狀態，肢體呈現親近與凝聚的意圖，但成員C的反應則相異，神情呈現不安與難過，肢體呈現防衛與退縮。領導者可將三位成員反應的異同進行統整並反映，譬如領導者小結得知確診至即將手術的歷程中，衍生多樣的感受且可能持續變動，反映成員A講述時B與C成員的反應，領導者再等待或邀請成員們對此進行回饋，惟須留意成員的狀態與尊重其意願。由於即使成員們未直接以語言對談，但仍會因彼此講述的內容而產生反應，領導者若能掌握此隱微的連動，將使講述者與聆聽者互動並建立連結。

領導者從語言與非語言角度切入，敏感於相似或相異的客觀過程，以及相似或相異的主觀體會，相互搭配組合，將衍生多樣豐富的交流題材供成員們討論。相似處之討論，可使成員將自己與他人連結，覺知自身經驗並非唯一且孤獨，而產生普同與凝聚感；相異處之討論，可使成員將自己與他人對比，覺知自身之外的其他視角，而產生新觀點。

團體領導者可以怎麼做？

成員雖然因著手術而進入醫院，但每個人彼此有著不同的疾病狀況與治療經驗，再加上每位成員過去生活經驗與特質皆有其個別差異，團體領導者如何於團體有限的時間內盡力了解每位成員，並從中促進成員間的交流與彼此支持，非常需要領導者聚精會神掌握成員呈現之語言和非語言訊息，並透過這些訊息概念化，適時反映，於合適時間拉近與鼓勵成員間彼此分享。

頭頸癌團體中。C在團體中常低著頭，與其他成員和L眼神接觸較少，S相較分享較多，表情與動作也顯得放鬆。

L：「影片中有提到一些手術前的經驗，大家對於手術有什麼感覺呢？」

C：「還好耶，沒什麼感覺。」

S：「難免會有些害怕，小孩子還小，怕他們不知道怎麼面對這件事。」

C：（笑笑的看著S）「開出來才知道，現在擔心也沒有什麼幫助啦！怎麼想、怎麼沒用，聽醫生準沒有錯。你看我開了那麼多次。」

L：「看起來兩位面對手術，有些不一樣的感覺。想先詢問S的擔憂是什麼？擔心照顧孩子嗎？」

S：「其實孩子大了、父母身體與行動都還好，其實都不用照顧啦。主要是剛得知這個有點悲觀。這次生病在嘴巴，醫生說要開出來才知道，怕開刀搞不好變成我不能吃，而且會開兩三公分，不知道外觀怎麼變化。」

L：「感覺好像很擔心生病與治療後生活的狀況。」

C：「不用擔心啦，眞的不用，這是我第四次開刀，安啦安啦。」

S：「我就想到什麼說什麼（笑），很難啦，是知道不要擔心，但很難。」

L：「的確，有的時候知道，但要做到是很不容易的。要面對手術後外觀改變的不確定，難免緊張。這裡我也想詢問S當初是怎麼就醫的呢？似乎外觀的部分挺讓人擔心的。」

S：「我一到兩年前有嘴破，牙籤戳到很痛，我也是挺能忍痛，沒吃止痛藥，直到發現腫起來，老婆說可能是腫瘤，萬一有事怎麼辦，才來看醫生，看了以後才知道是腫瘤，晴天霹靂。想說奇怪，我沒抽菸、沒吃檳榔，平常也很少應酬，很養生啊，怎麼會這樣。本來不想治療，後來老婆、小孩一直鼓勵，說會陪我一起，最後才來。」

L：「這種檢查經驗，感覺很突然，一開始嚇壞了，也對手術猶豫，後來經過一番掙扎，家人的力量讓你決定來這裡。」

S：「對啦，算是比較放心。」C也跟著大力點頭。

L：「C聽著S的分享，似乎也很有感觸，好像也認同家人的支持很重要？」

C：「我第一次手術也是這樣。從診所轉到大醫院，醫生一看就說下巴可能會拿掉還要氣切。」

L：「我想當時一定很震驚，就像S一開始聽到要開刀一樣。」

C：「也是啦，醫生當時也是說開了才知道，那個時候與太太哭得死去活來的，後來還好，開下去比原先預期的好，沒有氣切，喉部也保留下來。不要看我現在這樣，我以前長更帥。」

S：「所以有可能本來要氣切，後來沒有？那個時候醫生怎麼說的？」

L：「所以，其實C回想當初一開始治療經驗，也是對S的感受很有同感。從那時候的震驚，到隨著治療開始、熟悉慢慢平穩下來。」

團體中每位成員都帶有自己的故事和疾病經驗，上述例子中可以很清楚看見一位治療經驗較豐富的成員，以及初診斷癌症之成員面對手術的不同態度。於團體初期，成員C的開放度並不高且回應簡短，他可能因著自己老練的經驗而比較急著將自身的經驗給予成員S建議，並期待成員S的接受；成員S則面對初診斷和手術未知的不確定，急於將自身不安的感受抒發表達，能聆聽成員C，但也坦承情緒調適與接納的爲難，此時兩人正處於「各自講各的」狀態中。

團體領導者從會談中注意到這點，持續以開放、接納的態度面對成員C與成員S面對手術的不同感受，適時將兩人的心聲反映，讓成員間彼此有機會聽見對方與自身的感受，同時評估成員間的開放性與情緒，接著進一步邀請成員S表達他的疾病檢查經驗。成員S在描述經驗時，可以觀察到成員C慢慢安靜下來，成員C能靜心聽見成員S的疾病歷程，進而回顧過去自身初診斷疾病狀態。當成員C針對決策歷程予以點頭回應時，團體領導者從成員C態度的轉變，以及非語言訊息的傳達，可初步評估成員C已準備好回應團體，此時團體領導者再次邀請，讓成員C能夠分享他的感觸和經驗。於此過程中，成員C逐漸願意表達自己的經驗，並且表達出內心的感受，而成員C與成員S能聚焦回到同樣的經歷而彼此感同身受或被支持。

除了上述例子以外，病人與病人間於團體中互相支持亦是團體中常見的狀況。

乳癌團體中，E約莫60歲，觀看影片時表情顯得十分凝重。F則是爲40歲左右，從進來教室便一直親切地與他人微笑打招呼，看影片時也相當地專注。

L：「大家看完影片的感覺？」

E：「多少還是會感覺緊張。」

遂分享兩週前意外從健檢得知異樣，一週前檢查確診，並於門診當下立刻安排手術的經驗。E表達出這段時間的急切與不安，並描述這週晚上仍感受衝擊與難以入睡的狀況。隨著表達， E忍不住掉淚。

L：「一切都來得好快，沒有預備、太突然。」

F此時安靜的遞衛生紙給E，輕輕地回應：「我也是，我也是。」接著分享自己出差前感受乳房腫塊，但因爲有工作仍先出差，回國後檢查確診，並於一週內安排手術的經驗。

E：「所以你也是這樣啊，大家都是這樣啊。」

F眼眶泛紅：「我們都是這樣。」也一邊鼓勵著E，說著「所以，大姊，我們一起努力，一起配合。」

E哭著點頭：「好，好，一起！」

L肯定E與F的互相支持，也肯定雙方的努力。

在上述團體當中，團體領導者以開放態度詢問成員觀看影片的感受，成員E率先分享，並坦承她的緊張，以及得知罹癌的突然和難受，伴隨流淚情緒反應。此時團體領導者給予支持和同理，此時成員F亦從成員E的反應觸動，感同身受成員E進而分享她類似的經驗。成員在分享中得到情緒經驗的普同與支持。像這類的團體，成員間彼此互相支持的成分相當高，此歷程一部分依賴病人的人格特質，一部分也仰賴團體領導者適時的肯定彼此的努力，以及將成員間的相似的經驗連結，並點出互相支持的力量。在此歷程中，領導者需謙遜地理解自身並非成員，靜靜聆聽、適時反映，但留有空間、時間等待成員間情感的流動。這些經驗的流動會讓成員間感受同理，同時在成員回饋對方的過程，亦有機會讓成員跳脫出「生病就是被協助者、弱者」的框架，讓成員從回饋和鼓勵其他病友中也意識到自己有足夠的力量可以給予他人支持與肯定。

討論小園地
問：若成員意見不同，可以怎麼處理呢？ 答：首先，不管是怎樣的意見表達，在團體中都是被歡迎、被接納的。領導者可以感謝成員的表達，並引導成員試著傾聽他人的想法，促進彼此的互動。讓成員們知道，即使彼此不同，但並無優劣之分，別人的經驗可能也有值得學習的地方。

■ 針對病人與家屬間互動狀況，團體領導者可以怎麼做？

病人常說：「生病不是一個人的事，是一整個家庭的事。」貞實地描述了生病影響層面之廣大，以及疾病、病人與家屬之間相互牽動的關係。病人與家屬過往生活形成的穩定模式，受到生病的衝擊而失去平衡，造成病人與家屬各自在不同層面上產生變動，此變動亦展現於彼此的互動上。

面對團體中的病人與家屬，若領導者能促使他們交流，分享因疾病而相互牽動後的想法與感受，將可能使團體內容更加豐富、效果更加延續，讓病人與家屬能重新協調以因應變動並重獲平衡。領導者須先理解雖然團體進行時，病人與家屬正在經驗疾病歷程中的即將手術的階段，但病人與家屬面對的變動不僅止於此，還包含手術之前的過去狀況，以及手術之後的未來狀況，譬如：病人與家屬間確診病況的告知討論、醫療決策的涉入程度、來院陪伴手術與術後照顧的協調等等，皆可能爲病人與家屬持續反芻或預先思考的議題，領導者應嘗試把握使雙方於此關鍵議題交流的機會。

除此之外，敏感病人與家屬的溝通調性亦同等重要，每位病人與每位家屬於團體中所呈現之互動模式皆不盡相同，彼此溝通管道可能暢通、阻塞、開放或壓抑，溝通氛圍可能溫暖、冷漠、包容或嚴厲，領導者不僅需辨識出溝通調性，更應嘗試探究與反映溝通調性的表層下可能更加深層的內涵。

病人與家屬必定會有想法或感受相同或相異的狀況發生，領導者皆可加以運用，並轉化爲支持的力量。當病人與家屬經驗相同時，領導者可加強反映彼此的同步，藉此增加凝聚力，以及共同面對的支持感，而當病人與家屬想法相異時，領導者可居中協助彼此對話，讓相異從對立變成交流，交流資訊與情感，亦能獲得共同面對的支持感。領導者將病人、家屬與彼此間的互動視爲獨特模式，開放地觀察各自呈現的特性，並嘗試推測背後的脈絡，藉由掌握關鍵議題、敏感溝通調性、居中引導與反映，來使溝通有效化，再將彼此同步或對立的狀況，轉爲共同面對相同壓力情境的支持感受，有助於提升病人與家屬的凝聚力，進而更能相互依靠地持續因應變動並重獲平衡。

乳癌團體中A和母親坐在一起，A提到得知確診當下內在的想法與感受。

A：「知道是癌症的時候，腦袋像被雷打到，一片空白。」

A母親插話：「你就是太不注意了啦！」

A哽咽：「然後就覺得爲什麼是我？我做了什麼？我到底哪裡做錯了？」

A母親：「你就是平常愛吃外食，然後又不運動。」

此時A開始低頭默默哭泣。

A母親：「不要哭！哭沒用又不好。」A持續哭泣。

L：「聽起來A媽媽相當在意A的狀況，提出許多A生病的看法。」

A母親：「對啊！她就是要吃健康一點，還有多運動，然後放鬆心情。」

L轉向A：「你有聽到媽媽這樣說嗎？願意說說你的想法嗎？」

A哭泣未回應。

L：「A媽媽對於該如何做才能對抗癌症相當關切，也好期望A達成。」

A母親：「當然啊！自己的女兒，我當然關心，知道她生病的時候我嚇一大跳，馬上到處去問別人該怎麼辦，想要幫她啊！」

此時L再邀請A回應。

A哽咽：「你關心我、想幫我，爲什麼要一直責備我？」

A母親沉默一會兒，回應：「我沒有要責備你的意思啊，我只是很急著想爲你做一些事。」

L協助反映：「媽媽知道你生病，看到你哭，她又急又難過，不知道怎麼辦，就一直把別人說要注意的事情跟你講，想跟你一起承擔。」

A：「我一直以爲你是在怪我生病造成你麻煩，原來你也跟我一樣難過。」

A母親：「當然啊，一定會難過，我怎麼會怪你，我是很捨不得。」

L反映A與母親皆在面臨罹癌這件事，且有類似的難過感受，但因爲溝通狀況而產生誤解。

A母親：「我可能一直在想該怎麼快點給她最好的方法，但忘記會造成她壓力，我會開始調整。」

A：「生病後感覺很孤單，只有一個人在面對，但剛剛聽完媽媽講，覺得我不是一個人，媽媽陪著我。」

上述案例中，領導者於談話前段自由邀請成員分享感受，並於過程中觀察與評估互動模式。從成員A拋出情緒後，家屬否認與阻止，可以辨識出雙方呈現「各講各的」之模式，這阻礙成員與家屬間的溝通管道，而家屬對成員A的溝通氛圍似乎較嚴厲，成員A甚至停止講述開始哭泣，雙方明顯缺乏實際且有效的往來交流。

接著，領導者先針對家屬溝通中呈現出的嚴厲進行探究，藉由觀察家屬激動的情緒與急切的要求，發現家屬期望成員A能遵照其認為有益的方式進行，並嘗試推測嚴厲的背後，可能潛藏家屬擔心和焦慮的情緒，以及關心和愛護的動機。領導者便著重於引導與反映家屬當下的狀況與背後的動機，以及兩者可能的關聯，期間持續帶領成員A與家屬相互表達對自己與對對方的想法和感受，譬如：邀請家屬直接向成員A表示本意、邀請成員A聽完後再給予回應、領導者協助反映雙方心理內涵。透過領導者居中協助，讓成員A與家屬相互聆聽與回應促成實際且有效的交流，原先成員A與家屬的溝通管道從阻塞逐漸開通，溝通氛圍從嚴厲逐漸和緩，更使彼此相互理解、整合立場，而於疾病歷程中能併肩同行、共同面對。

討論小園地

問：成員談及與家屬相關的議題，但其家屬卻不在場，該如何進行？

答：首先，領導者帶領的重點仍應先著重於個人，亦即釐清成員本身因不在場家屬衍生的想法與感受；其次，可再將議題呈現於團體之中，讓其他成員與成員進行互動，尤其當其他成員或家屬中有類似於該家屬的角色時（譬如成員提到與母親的衝突，而其他成員或其他成員的家屬中，正好具有母親身分），領導者則可嘗試邀請他們與成員互動。

第三節　團體領導者的課題——困難情境處理

團體中有時會出現一些困難情境，這對領導者來說是很大的挑戰，但這些困難情境往往反映出病人心理的情緒需求或溝通的不順暢，只要處理得宜，不只有助於病人情緒紓解與調適，對於醫病溝通和關係也有促進的效果，以下將針對團體成員間衝突、病人對醫療的困惑以及病人主觀醫療經驗做討論。

一、成員間衝突的處理

在團體中，成員可能會針對領導者提出的不同問題，有不同的回應，有時這有助於成員彼此交流，但有時，成員可能也因此針鋒相對。例如，當團體領導者詢問對於疾病的感受時，成員A情緒低落，表示想到還是會難過；此時B成員表示「不要想就好了啊，順其自然，沒什麼好難過的」。兩位成員都是講出自己的眞實感受，對領導者來說都是相當重要的，而兩者的差異，若經過適當的引導，有機會讓兩位成員對彼此有更多理解。

當兩位成員意見不同時，成員A可能會受成員B的影響，質疑自己是不是不該這麼脆弱？在這裡是不是不能說出自己的難受？可能會因此無法繼續探索、表達自己的感受，在團體中的安全感下降。也有可能成員B受成員A影響，情緒也變得低落；成員B原先的因應（順其自然）被打破，使B也開始出現負面情緒。

團體領導者可以怎麼做？

如何引導成員交流是領導者的重要工作。領導者可以先表達對兩位成員的感謝，感謝他們表達出自己的想法與感受，這些在團體中都是歡迎的、被接納的。接著引導成員除了表達自己的意見，也傾聽他人的說法，領導者可以協助整理不同的想法，其中有相似，也有相異之處。回到剛剛的例子，領導者可以這麼說：「謝謝A和B，你們的意見雖然不太一樣，但是都是很重要的回饋。雖然A想到還是會難過，但B覺得只要順其自然就可以了，這些反應都是很自然的。有情緒是很自然的事情，罹癌本來就是一件衝擊的事情，A會傷心是非常自然的，也很謝謝A願意告訴我們他的感受；另一方面，B選擇順其自然，也是很好的因應方式，讓自己放鬆、自然的去面對罹癌這件事，也是相當不容易的。」

討論小園地

問：若帶領互動時成員發生衝突，該如何處理？

答：互動的方式與內涵是多樣的，不論正向與負向，皆為互動的一種類型，亦皆為領導者可進行操作的重要元素。首先應嘗試評估安全性與可行性，亦即衝突規模是否有持續擴大的趨勢，以及團體是否可再進行；其次，若屬安全且可行，則領導者帶領成員聚焦於覺察此時此刻發生的狀況，並嘗試釐清與反映背後衍生的因果脈絡，讓衝突的雙方有交流的機會，清楚表達自己的論述與理解對方論述，進行有效的溝通。這除了可解決衝突之外，更能帶出更多超脫衝突的團體效果。

二、病人對醫療的困惑

病人對醫療的困惑無非反映出他們最在意的事情。團體成員們可能在短短一兩個月內經歷了一連串的事，像是發現身體異樣／健檢異常、進一步檢查、等待檢查結果、得知生病與準備手術等。醫療行程之快，雖然行爲上一步步配合著醫師、找到問題見招拆招，但內心常常充滿煎熬與矛盾，對於惡性腫瘤與身體／生活改變，心理上可能很難像手術那樣說切就切、說接受就接受。臨床上，常見病人內心驚訝身體無病痛卻確診癌症、困惑在體內的「壞東西」究竟是何物及從何而來，以及害怕未來治療身體能否承受得住，擔憂家人連帶受影響，或治療完疾病又捲土重來等，常常縈繞在病人心中的是對疾病與治療的困惑，團體領導者如何拿捏給予醫療訊息時不要跨越臨床心理的專業，同時於過程中亦能照顧成員心理感受，以下是我們提出的原則與建議。

■ 團體領導者可以怎麼做？

(1) 肯定提問成員

成員經常在團體中拋出心中深藏的醫療相關困惑，團體領導者需視其爲重要議題，重視與回應成員的困惑。因爲成員提出的困惑經常反映出其內在感受或情緒需求。像是常聽到成員疑惑問道：「怎麼會是我？」反映出成員對罹癌的難以置信與震驚感受；或是成員可能會針對診斷、治療和預後等出現一連串的困惑，反映出初診斷的驚惶害怕以及對未來療程的擔憂。在團體的結構下，成員拋出問題時也提供其他成員澄清問題、了解醫療情況與處置的機會。

在成員提問時，通常表示成員感受到團體中營造出的安全溫暖氛圍，並且信任領導者與在場的其他成員，也表示成員具有思考與求知的態度。因此在成員提出困惑時，團體領導者可以先謝謝病人的提問，同時肯定成員展現積極照顧身體的態度。

乳癌團體中成員拋出議題討論生病的可能原因。

A：「是不是我情緒不好所以生病？我都吃得很健康也有運動。」

B：「我也是，我都自己煮，吃得很清淡，生活中也沒什麼壓力。」

L：「謝謝A的提問，看起來不只你有這樣的困惑，思考爲什麼會生病，反映你們對身體的照顧，希望調整成更好的生活模式。可以請A說說看情緒不好是指什麼嗎？」

當成員提出這些困惑時，或許是想了解生病的原因，但在這些問題背後經常都藏著失落、難受的情緒，他們會想要了解未來要如何預防不好的事情，讓自己可以準備得更完善以因應未來的壓力。領導者在試著回應這些問題時，需要去看到成員在表面問題下的情緒，給予同理，再進一步鼓勵成員多說，了解他們已做到的部分並進一步賦能，也引導他們思考未來可能的調整方向。

有時，其實成員知道沒有任何人能回答他的問題（如「會不會復發？」），卻還是緊抓著問題不放，當領導者同理及接納成員對疾病的恐懼、擔憂或憤怒等情緒，這些情緒便有了出口，抒發後幫助成員獲得能量繼續往前走。

討論小園地

問：和病人討論生病原因或檢討病前生活模式，會不會讓病人陷入做不好或懊悔情緒？

答：對於求完美特質及控制感需求較高的病人來說，如此作法可能讓他們過度自我檢討與要求，增添過多壓力。因此，當察覺病人有此特質時，適時提醒病人疾病之不可控制性，協助病人了解並非做了所有預防後，就可以完全避免風險；向病人強調疾病發展因人而異的特性，有些人在過往生活中可能有些警訊，但也有些人過去並沒有疾病的徵兆，卻依然生病。給病人的內心打上預防針並引導其自我肯定，如：「生病的原因很複雜，做好我們能控制的就很棒了。」試圖鬆開病人過於強烈的控制需求，有助心理的放鬆。

(2) 適當回應：同理探問並反映需求

其實，病人提出醫療困惑時，不必急於給予解答，而是需要考慮病人提出困惑的脈絡性。不同病人提出相同問題時，反映的可能是在不同疾病歷程或疾病認知醞釀出的不同需求。因此比起立刻給予解答，此時更重要的是多探問病人提出困惑的原因與背景脈絡。當病人提出問題時，反過來探問病人的態度也必須要小心。病人通常期待醫療人員提供解答，而非以質問的態度反問他們。因此在探問病人提出困惑的脈絡時，必須儘量保持客氣、關心的態度，讓病人感覺到領導者是試圖理解的，才能使病人感覺到被承接，讓病人可以和醫療團隊維持良好的關係與氛圍，並適當引導病人解惑。

乳癌團體中A表達出對疾病與治療的資訊需求，以及擔心治療對其角色功能的影響。

A：「我一直很想問，原位癌是什麼？和一般癌症一樣嗎？」

L：「謝謝A的提問，你想知道原位癌的特性，還有它和癌症的差別。」

A：「對啊！原位癌要化療嗎？治療有差嗎？這些問題也不知道要問誰？」

L：「你好像很在意後續需不需要化療，而且有點無助，不知道問誰。對於化療你擔心的是什麼呢？」

A：「因為我每個禮拜有三天要陪我先生去復健，我怕沒辦法陪他去。」

L：「你擔心需要化療的話沒辦法同時照顧先生。」

A：「反正要化療還是會去啦，只是先生身體不好，希望儘量不要影響他。」

L：「你希望同時照顧先生和自己的身體，看起來家庭責任對你來說很重要。等到手術後與醫師討論治療計畫時，你可以提出你的顧慮，和醫生一起商量如何安排治療，也可以和其他家人討論照顧方面要如何安排，有其他家人可能可以陪先生去復健嗎？」

上述成員A對於醫療資訊的不了解感到焦慮及無助，領導者進一步同理與探問，方了解她擔心療程的原因，並不是擔心化療的副作用強烈，而是與她對角色責任的重視密切相關。領導者反映成員A希望照顧家人的心意後，可進一步說明通常術後病理報告出爐，方能知道確切治療方式，提供醫療資訊的同時，也鼓勵她連結資源，像是與醫生及家人討論如何面對照顧上的難題。

(3) 適當回應：連結資源

團體領導者爲醫療團隊一員，通常會被病人賦予一些期待，期望可以解決病人的困惑。當面對病人提問，領導者可以就其擁有的知識回答病人。對病人而言，擁有適切的疾病認知很重要，因爲那會影響後續的行動及決策，也協助病人更有資源得以調適未來壓力。然而，就臨床心理師而言，除了直接回應病人的問題之外，臨床心理師在醫療團隊中還有一個重要的角色，需要促進醫病溝通，作爲嫁接病人與醫療資源的橋梁。

有時候，臨床心理師的醫學背景與照護知識可能沒有醫護團隊豐富，但身屬醫療團隊的一環，使臨床心理師較病人更熟悉跨專業的團隊運作模式，所以可以適時地轉介或提供管道。因此縱使病人無法自臨床心理師身上直接獲得解答，也可以知道可以從何處獲得有關疾病或自我照顧的訊息。一般而言，病人的疑惑如牽涉較複雜的診斷或治療選項，可建議病人與醫師討論；疾病照護相關知識可詢問護理師或個案管理師（有的醫院會針對初診斷的病人安排個管師，因爲甫知罹癌的病人有較高的情緒與資訊需求）；若有營養問題和飲食衛教需求，可請團隊協助轉介營養師；如有經濟問題或社福資源需求，可請社工師進一步評估，或連結各縣市政府社會局；有些醫院會設置癌症資源中心，提供病友或家屬所需的整合性生心社資源連結，與物資借用及轉介，也可鼓勵病人加入相關病症的病友會，以獲得疾病知識與社會支持。

以下爲常見癌症網路資源，提供多種癌別介紹、課程或病友活動、資源補助、康復用品：

癌症希望基金會：https://www.ecancer.org.tw/

台灣癌症基金會：https://www.canceraway.org.tw/

華人癌症資訊網：https://www.canceraway.org.tw/

三、病人主觀醫療經驗

在帶領團體的經驗中，大部分成員都表達了對醫療團隊的感謝，少數時候會表達對醫療團隊較不佳的感受，這對帶團體的領導者來說，是個很大的挑戰。現代醫療專業分工精細，要提供病人全人照顧，需仰賴跨專業的合作，像是醫事檢驗師將病人檢體利用科學方法與高精密的儀器進行檢查分析，作爲醫療診斷的重要指標；麻醉科醫師術前解釋麻醉方式與風險，並在手術時監測病人對麻藥的反應等。每個醫療專業人員和病人接觸時，處理方式和表達方式不同，可能帶給病人不同主觀感受，受限於責任分工、護病比過低或雙方認知與期待的差異，醫療場域上常見醫病之間溝通問題，醫療人員有時很難清楚了解病人眞正想法，若病人心中藏著對醫療的不滿不說，長期下來恐怕影響醫病關係和醫囑遵從。因此，臨床心理師其中一個重要角色是協助醫病溝通，讓病人的感受、想法有機會被理解與傳達，觀念有機會被澄清和修正，以下是我們提出的原則與建議。

■ 團體領導者可以怎麼做？

(1) 同理成員情緒與賦能

臨床上有時會遇到涉及醫療爭議的議題，病人經常有不同的表現，有些氣憤地抱怨著，有些欲言又止擔心說出來會有不好的影響，或者強烈地質問醫療團隊的處置，甚至責怪醫療團隊的態度。

當醫病關係不穩固時，團體領導者通常能在團體中察覺出來。此時，領導者必須非常小心去面對這些問題。一方面需要去承接與同理成員在質問背後失落、憤怒、無助等情緒，或反映成員得知疾病復發時驚愕、害怕的情緒，接著一步步陪伴成員回顧及整理疾病歷程，這個步驟非常重要，因爲細膩與深刻地了解每個決定與轉折背後的考量，才會發現成員如何做自己身體的主人、如何敏感發現問題並勇敢面對、以及他們積極自我照顧的態度，當中也往往蘊含了成員正向特質與資源，像是有成員因察覺身體不對勁而就醫，精準判斷且積極自我照顧，家人也一路相伴，領導者可以肯定成員擁有這些正向因應資源，賦能讓成員更有力量面對未來的挑戰。

頭頸癌團體中成員拋出醫療爭議議題。

A：「整個過程耗了很久，我不信沒有狀況，一直檢查但就是沒得到解答。」

L：「聽起來當時問題沒解決卻一直沒檢查出來，你可以說說看你的觀察嗎？」

A：「一開始吞東西感覺怪怪的，後來連吞口水都會痛！當初如果趕快吃藥，就可以早點治療。」

L：「好希望能早一點發現問題，就能早點治療了，也好氣沒有早點找出問題。」

A的太太：「沒有啦，不是你們的錯啦！」

L：「感覺這件事對先生很重要。面對這樣的事情，是怎麼調適的？」

A的太太：「會買好的東西來吃，雖然常常吃不完有點可惜，但至少有吃。」

L：「這段時間很辛苦，還有其他方式嗎？」

A的太太：「這樣講一講就好很多了。」

L：「A先生，你感覺怎麼樣？」

A：「就趕快弄一弄，不然怎麼辦？早發現、早治療。」

L：「聽起來A之前對於明明很痛、吃不下卻檢查不出來，既無奈又生氣，但我看到你過程中努力照顧自己，吃營養的，也和醫生溝通他也才安排更多檢查。現在已經找到問題，要開始治療了，心裡感覺怎麼樣？」

A：「開始治療感覺好一點。」

上述成員A敏感於身體異樣，積極就醫、檢查，即使一開始沒發現問題也不放棄，過程中家人相伴、提供飲食照顧，可見成員A具有內外在資源，這將成爲他因應未來疾病挑戰的重要力量。

(2) 協助醫病溝通

臨床心理師在病人的眼中是醫療團隊的一員，因此當臨床心理師沒有正面回應他們的質問時，他們也容易感到受忽視而受傷，所以在團體中同理成員情緒的同時，也勢必需要對於醫療處置本身給予回應。在回應時需要留意，臨床心理師只在特定時間點接觸成員，對成員的疾病發展與就醫歷程的了解僅來自會談中收集到的資料，無法確認也不適合斷定是非對錯，在接納情緒並且回應成員的同時，臨床心理師務必保持中立、客觀的態度，勿因希望承接成員的情緒而認同成員的推論。

當成員情緒反應或主觀意識強烈，領導者除了針對成員情緒回應外，亦可向成員表達問題的模糊性，必要時可斟酌是否代替醫療團隊以和緩客氣的態度向成員表示歉意。

L：「就我們的專業，我們可能無法完全代替其他醫療專業告訴你當時的醫療處置的意義是什麼，或是表明當時這麼做的目的爲何。」

L：「但對於醫療上讓你有如此負面感受眞的很抱歉，那絕非醫療團隊的本意，可能在忙碌中有所疏忽，謝謝你選擇相信、願意表達，讓醫院有機會進步及改善。」

此外，臨床心理師經常是協助病人與醫療團隊溝通的重要角色。因此團體中也可以試著釐清成員在過去是否嘗試與醫療團隊反應，還是過去通常將困惑壓在心裡，沒有和醫療團隊表達過。如果是後者，臨床心理師可以試著鼓勵成員向醫療團隊的不同成員表達（主治醫師、住院醫師、護理人員等），協助成員的未來調適，也避免醫病溝通困難。在醫療團隊當中，臨床心理師則可以適時與其他醫療人員討論病人特質及反映病人心聲，並據此建議與病人的互動模式該如何調整，將有助於提供病人更適切的照顧，有望促進醫病關係與醫囑遵從度。

討論小園地

問：該如何與團隊回饋及溝通病人特質呢？

答：可先摘述病人特質，再提出團隊照護病人時明確的作法或具體的建議。如：「A病人很有自己的想法，治療與否重視自主性，所以建議未來照顧A病人時，盡可能針對醫療處置的目的和利弊多做說明，並徵詢A病人同意，過程中鼓勵A病人發表想法和提問。」

第四章

團體後的立即回饋與後續追蹤

洪家暐、簡靖維、陳奕靜、吳文珺、曾婍婍

團體中，成員基於各自的狀況描述內心的感受、聆聽他人的分享以及得到團體帶領者的回饋等。而這些團體互動結束後，成員會出現不同的想法與感受，這些改變一部分反映該團體對於成員的效果，一部分爲成員獲得新資訊或分享心情後的收穫。理解團體後的立即回饋相當重要，這些想法與感受可協助工作人員了解團體對成員的影響，以及協助成員整理經驗與感想。此外，若成員參與團體後心理壓力增加，工作人員能夠適時關心，並承接成員的感受，協助緩解情緒。

當團體結束後的隔天病人便接受手術，術後病人逐漸回歸原先的生活，病人此時會開始逐漸感受到手術副作用的影響，也可能開始接受其他的療法（如化學治療、放射線治療），但病人回到醫院的時間往往僅有固定時間的追蹤回診，在診間時，有時病人較難以描述除身體狀況外的適應情形。因此藉由病人至醫院回診時，工作人員邀約病人討論術後的身心適應情況，可以協助病人有機會整理手術後的身心狀況，除了提供病人覺察及表達內心感受的機會外，亦協助醫療團隊注意到病人除了身體復原情形外的心理、社會與靈性適應狀況，或其他受限於診間未能討論的困擾，使醫療體系更完善落實病人的全人照護。

第一節　團體後的回饋

一、團體結束後的立即回饋

在團體討論結束後，領導者會立即邀請成員填寫後測量表，填完量表後，工作人員會邀請成員看看他自己在團體前後兩次填寫量表的結果。可以比較前測與後測中負向情緒的變化、擔憂內容與程度的差異，以及因應癌症的信心。在這個過程中，工作人員可適時點出前測與後測的差異，並邀請成員分享對這個差異的看法與感受。

例如，有位成員在團體後負向情緒、擔心程度皆顯著下降，工作人員能協助其看出這些變化，並詢問成員對此的想法。此時，也許成員會感受到自己的改變，並分享團體討論中哪個部分是最有幫助的；或是成員可能並未察覺這些變化，仍須一些時間消化感受，而工作人員點出這些變化，能協助成員更能去感受這些改變。

有時，成員兩次量表分數並無太大差異，工作人員也可詢問成員是否有感受到兩次填答心境的變化？透過回顧與比較，仍可以讓成員思考團體過程中自己的收穫。

有時，成員在後測時可能負向情緒反而上升，信心下降，雖然好像與團體預期不同，但仍是一個更貼近成員狀態的機會。推測有些成員可能爲了因應手術的壓力，一開始並無感受到太多負面情緒，當團體討論讓成員看到這些情緒後，反而在後測變得壓力較大、沒有信心。工作人員可以肯定成員對負向情緒的覺察與表達，鼓勵成員透過自己擅長的方式或是團體中提到的方法去因應情緒壓力，當負面情緒得到適當緩解後，成員會更有正向的力量往前進。

除了透過量表，工作人員也可以直接邀請成員分享在團體討論中印象深刻的段落。不少成員會分享在衛教影片的放鬆訓練時相當放鬆，甚至感到想睡；有些成員會分享衛教影片中的衛教資訊給予他們的幫助。許多成員也會分享團體討論內容的收穫，例如：「在團體中說一說、發洩過後，心情變得比較好。」「看到也有很多跟我一樣的人。」或是面露笑容、表情放鬆、與其他成員建立連結，這些都是成員對團體的正向回饋。

二、累計各次團體量表前後測的分析結果

除成員自陳感受與工作人員的臨床觀察外，團體成員在團體前（Time 0）及團體後（Time 1）皆會填寫情緒壓力（Distress Thermometer, DT）、癌症病人術前憂慮量表（The Preoperative Cancer Patient's Worry Scale, PCPWS）、中文版短版癌症行爲量表（The Cancer Behavior Inventory-Brief Version, CBI-B）等量表。情緒壓力量表用大眾較易理解方式，使病人自評壓力狀態的整體評估

（Wang et al., 2011）；癌症病人術前憂慮量表則測量術前癌症病人對未來不確定性的憂慮程度（李昀芷，2019），短版癌症行爲量表是國外評估病人自我效能的良好工具（Heitzmann et al., 2011），中文版亦具良好信效度可用來評估病人對於因應未來癌症的信心（吳文珺，2020）。上述量表加總約30題，病人可在5到10分鐘左右完成。

臨床心理團隊亦進行許多數據分析以佐證臨床觀察。舉例而言，分析團體的立即效果後發現，乳癌、頭頸癌研究組於課程後情緒壓力分數、擔憂分數顯著降低；乳癌研究組亦於課程結束後自我效能分數顯著上升（如圖4-1至圖4-6）。未參與團體之控制組與有參與團體之實驗組成員在團體前分數無顯著差異，而成員經歷手術心理健康衛教團體分數顯著下降，顯示團體對於成員而言有一定益處。

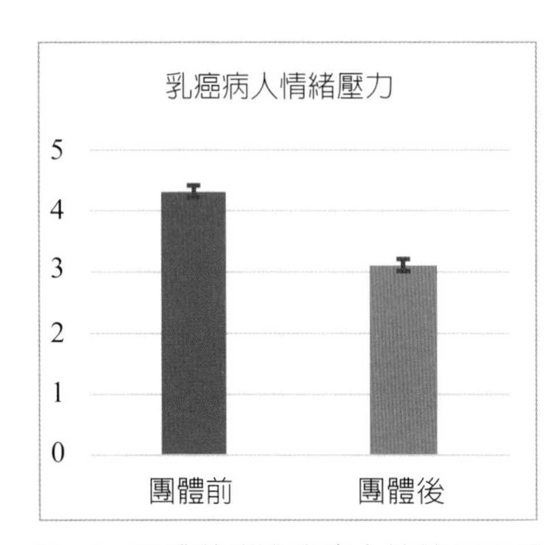

圖4-1　團體前後乳癌病人情緒壓力分數比較

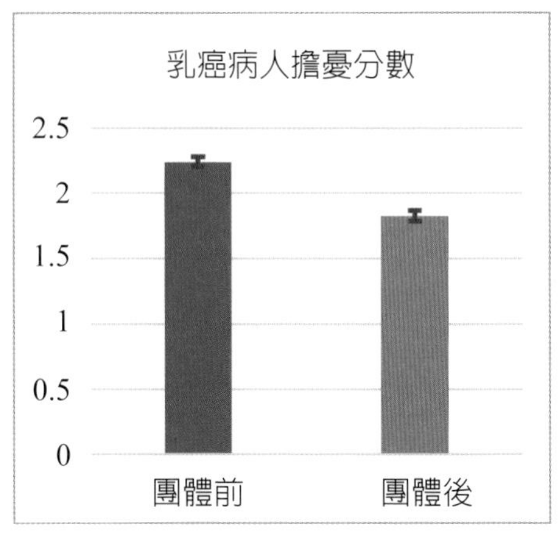

圖4-2　團體前後乳癌病人擔憂分數比較

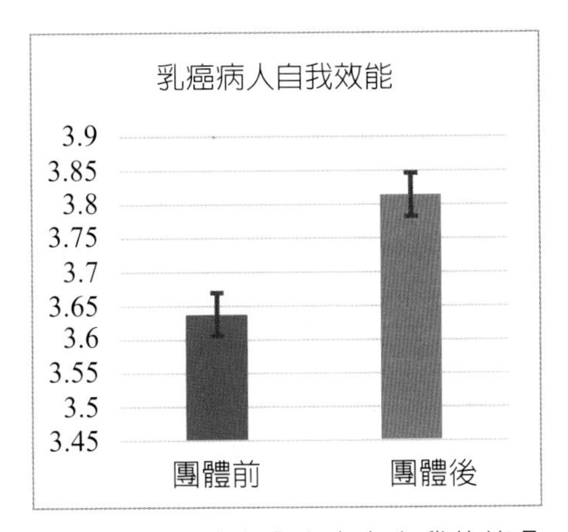

圖4-3　團體前後乳癌病人自我效能分數比較

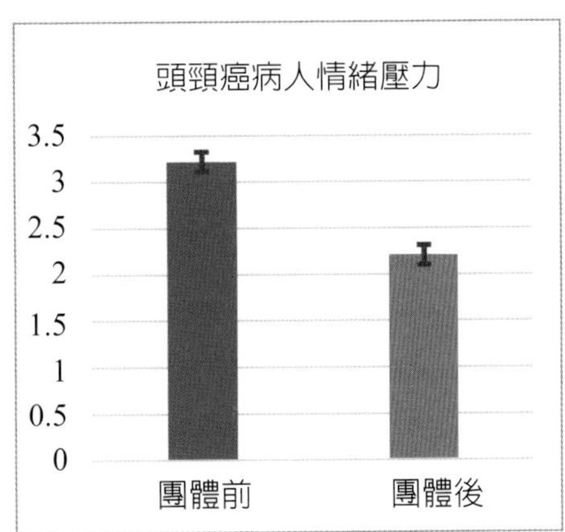

圖4-4　團體前後頭頸癌病人情緒壓力分數比較

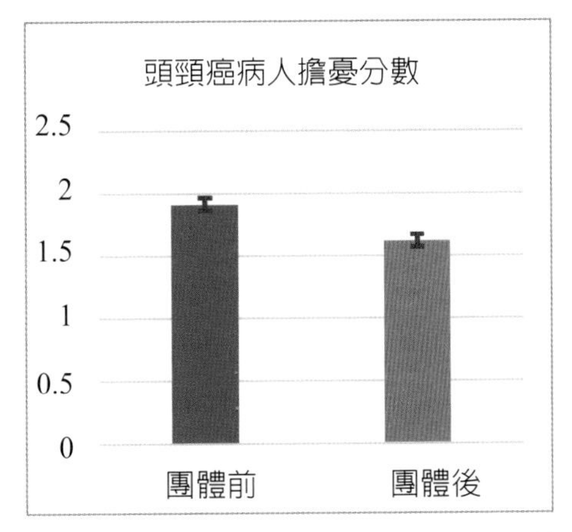

圖4-5　團體前後頭頸癌病人擔憂分數比較

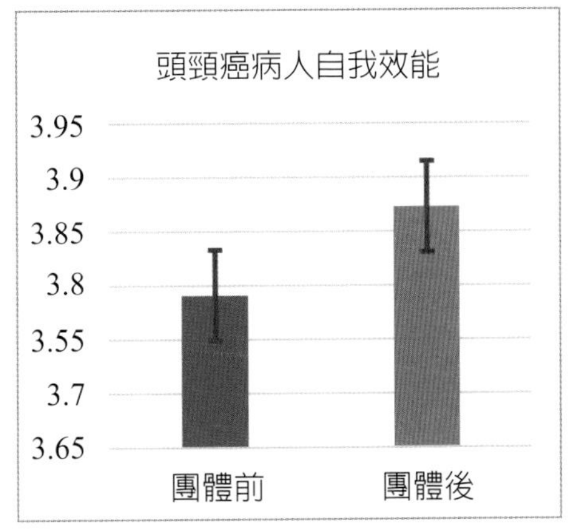

圖4-6　團體前後頭頸癌病人自我效能分數比較

第二節　術後的門診追蹤

術前團體結束之後，對有參與術前團體之實驗組病人，以及未參與團體但有塡寫術前評估量表之控制組病人，皆於其術後一個月、三個月及六個月回診時，進行術後門診追蹤，內容包括訪談及量表評估。

一、追蹤的目的與流程

手術出院後，病人與醫院的接觸大致維繫於定期治療與回診（追蹤癌症手術復原狀況、治療狀況、其他科別的門診等）。一般來說，在此期間，除非病人主動詢問，否則需要門診醫護人員主動的辨識與轉介，方能得到臨床心理師之專業服務。考量門診病患人數多，且醫護人員已有既定專業工作要進行，不一定能周全的顧及病人心理層面的需求，因此臨床心理團透過術後一、三、六個月的門診追蹤，查詢病人回診時間，邀約病人於回診當日參與追蹤及訪談。追蹤的好處可分爲以下幾點：(1)在診間的時間有時較爲短暫，病人未能在診間完整表達除身體以外的適應困難，術後追蹤可暫時取代心理評估的服務，照顧到病人的心理、靈性、社會等適應需求，讓病人有機會表達出未能在診間述說的困擾；(2)醫護人員可透過臨床心理照護病歷之內容，適宜地了解病人身心狀況，並落實更完善的全人照護；(3)目前臺灣醫療機構仍缺少提供術後病人心理服務的機制，術後追蹤可協助臨床人員發現病人術後疾病適應的現象，作爲發展出心理服務的前置歷程。

有些不在門診追蹤之特別狀況，例如有時病人未到門診回診，是因他正在住院接受治療（如：化療、放療）。此時，訪談人員會進一步查看，病人此次住院，是否已有臨床心理照會紀錄，若有，則先從紀錄中了解病人近期狀況，再到病房進行追蹤。在病房的追蹤，亦以量表與訪談了解評估其身心狀況調適爲主，惟須注意：(1)病人的體力可能較弱，需隨時視情況調整追蹤內容，甚至中止追蹤；(2)住院期間多有檢查項目，可能隨時打斷追蹤訪談。爲更好的掌握追蹤品質，可先向護理站詢問檢查排程與溝通相關事宜；(3)與病房醫療團隊的互動與合作。

二、整合術前團體與門診追蹤的分析結果

整合術後門診追蹤的資料，分析結果顯示乳癌病人參與課程後一個月追蹤與團體前比較，各指標分數（情緒壓力、擔心、自我效能）能達顯著改善（如圖4-7至圖4-9），進一步分析發現，小於60歲參與課程之乳癌病人效果較爲顯著（如圖4-10至圖4-12）；頭頸癌病人參與課程後一個月追蹤與團體前比較，各指標分數（情緒壓力、擔心、自我效能）未達顯著改善。

基於以上結果，術前衛教課程在改善情緒壓力之立即效果達顯著，乳癌病人術後一個月仍維持改善，然無論頭頸癌或乳癌病人改善

效果皆不易維持至後續三、六個月追蹤的時候，其可能原因為：(1)單次課程的介入程度不足以維持長期效果；(2)不同癌別參與課程動機或因應情緒習慣差異等；(3)病人病程逐漸進展，面臨各種不同的挑戰，臨床心理團隊在追蹤訪談的過程中，確實得到許多病人在術後面對疾病相關壓力之回饋。

從目前的量化資料來看，團體改善效果似乎未維持至病人術後三、六個月時，本團隊正持續研修團體內容與方式，並繼續累積長期追蹤資料，進行科學研究，作為優化臨床服務的依據。

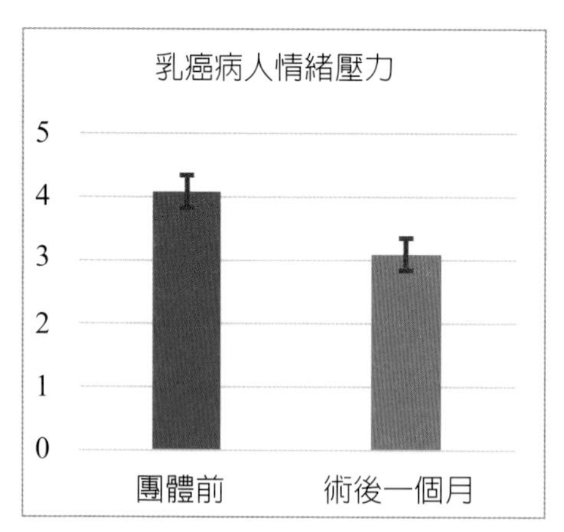

圖4-7　乳癌病人團體前與術後一個月情緒壓力比較

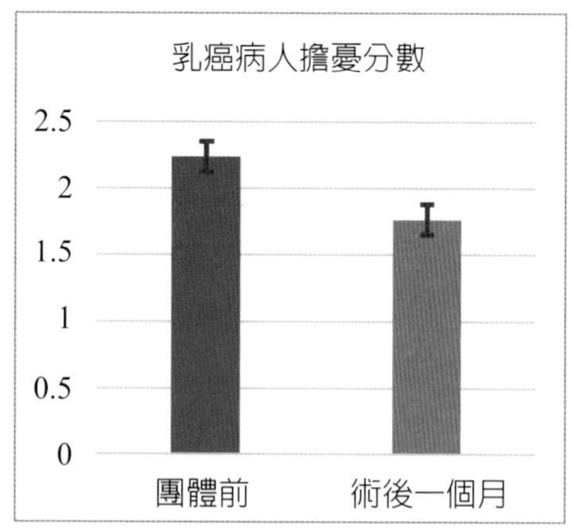

圖4-8　乳癌病人團體前與術後一個月擔憂分數比較

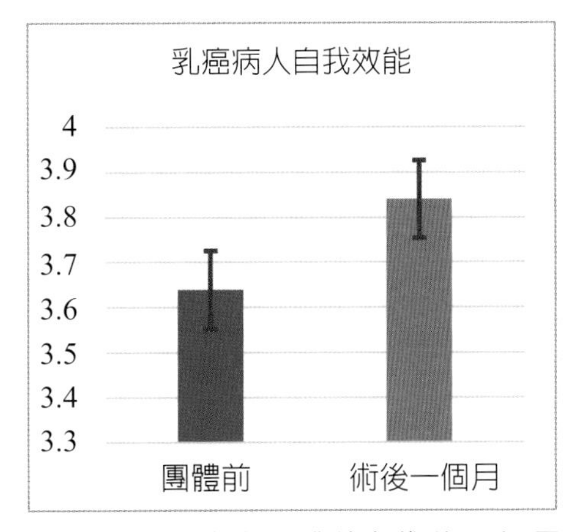

圖4-9　乳癌病人團體前與術後一個月自我效能比較

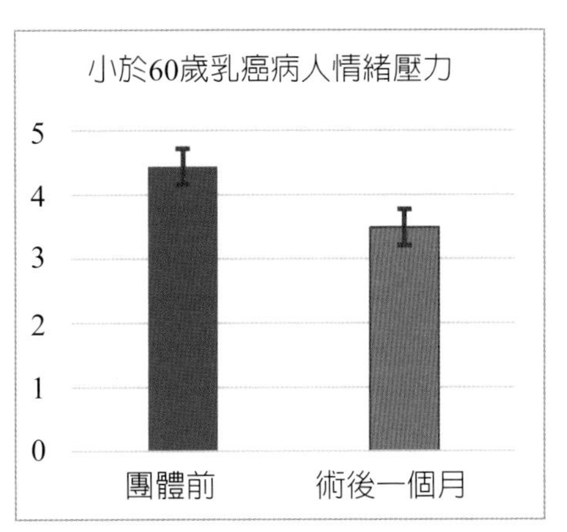

圖4-10　小於60歲的乳癌病人團體前與術後一個月情緒壓力比較

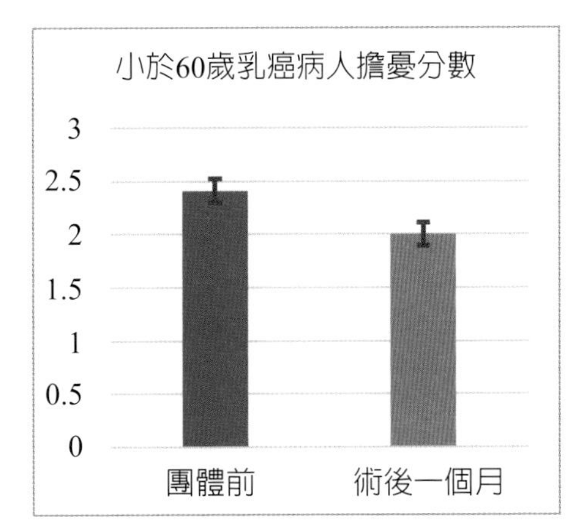

圖4-11　小於60歲的乳癌病人團體前與術後一個月擔憂分數比較

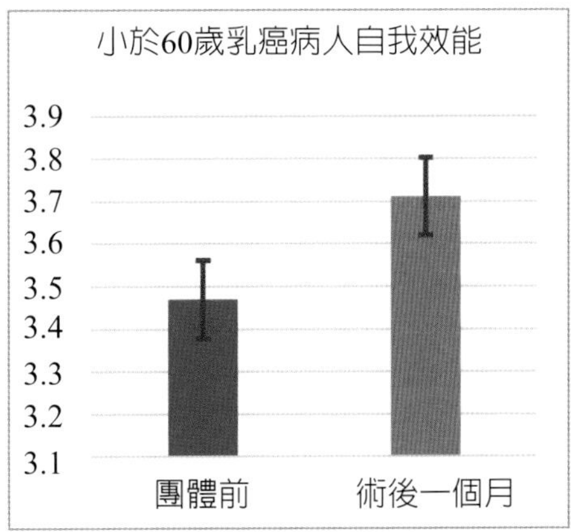

圖4-12　小於60歲的乳癌病人團體前與術後一個月自我效能比較

三、追蹤訪談的回饋

在門診追蹤時，病人已經脫離了手術前的衝擊與忐忑不安，癌症的治療與追蹤似乎成了日常生活的一部分，病人也常因此需要調整自己的生活習慣，來因應疾病帶來的變化。

許多病人會在門診追蹤時表示，現在似乎沒有那麼恐懼或憂鬱了，癌症似乎從未知的巨獸，變成了可以對抗、控制的疾病。穩定的配合治療，成爲抗癌生活中最重要的事情。有些病人也會同時調整自己的生活：注重飲食，改變睡眠時間，嘗試低強度的運動等。曾有病人表示，這些改變是相當自然且自發的，也能維持較爲長久。有些病人過去相當注重工作，工作壓力大，患病後重新思考到底什麼才是對自己最重要的，將精力放在照顧自己。有些病人表示，罹癌前自己容易焦慮，對事情控制慾強，罹癌似乎成了一個警訊，提醒自己應該要更放鬆。

在門診追蹤時，許多病人也會回饋對醫療團隊的感謝，包含醫師、護理師、個管師等，透過醫療團隊的照顧，讓病人在面對癌症的這段路雖然艱辛，但也多了堅強的後盾。

當然，也曾有些病人在門診追蹤時的身心狀態，明顯較術前團體時來得更差，或甚至因症狀困擾或情緒痛苦而婉拒接受訪談。像是對於手術後的身體恢復速度、程度不如預期者，因手術而引發的明顯副作用或功能受損者，或主觀無法獲得所需的病情與復健相關資訊者，疾病的負面影響似乎更是在時間、生活中蔓延開來，找不到離開泥淖的方式，短期之內阻礙了病人與病家的身心狀態調適。

也是由於術後的狀態存在明顯的個別差異，我們從上述的分析結果也可看出衛教團體的效果，並不一定能一致的維持在術後的每位病人身上。

四、病人術後的挑戰

雖然在心理衛教課程中，我們經常能得到成員們的正向回饋，在術後追蹤的過程中，亦能聽到病人們在癌症與治療中，努力因應疾病、逐步成長的力量與感動。但不可否認的是，部分病人在術後仍然面對著沉重的身心壓力，他們可能依舊停留於罹癌的衝擊，對於罹癌感到自責與不公平，或者對當下所面對的生活變動感到挫折，甚至對於未知的未來感到恐懼，迷茫、擔憂於生命的意義與短暫。再者，癌症病情變化與治療往往是持續且不斷變動的歷程，對病人而言，每一個階段都是充滿未知的挑戰與壓力。

身體症狀與術後身體功能的改變，是許多癌症病人的壓力來源之一。以乳癌病人爲例，手臂無力便是術後常見的困擾，刷牙、掃地、提物等平凡的動作，在術後都可能變得困難，病人的生活與職業功能往往因此受到影響。而對頭頸癌病人來說，身體功能的操作與影響則可能更爲廣泛與顯著。舉例來說，一位罹患舌癌的病人在術後一個月間僅能飲用流質食物，體重因此大幅下降，其說話功能也在術後有明顯的損害，社交生活變得困難且侷限。另一位同樣罹患舌癌的病人則飽受頸部手術傷口緊繃、疼痛之苦，不僅難以活動，睡眠更是受到嚴重影響。

除此之外，許多癌症病人在手術之後，仍需接受化學治療、放射線治療等療程，伴隨這些治療而來的副作用同樣可能造成病人們極大的身心壓力。舉例來說，一位乳癌病人在化療的過程中，除了經常感到「全身不舒服」外，更曾因白血球數量下降、發燒等症狀奔波醫院急診，這些辛苦的經歷亦讓她對後續治療感到害怕與擔憂。而頭頸癌病人則經常提及放療引起的口乾問題，睡眠品質亦可能因此受到折損。更值得注意的是，病人們耗費大量時間、精力於治療的同時，也將常會因無法再扮演家庭支柱而感到沮喪，或對造成家人們的負擔感到愧疚、自責。當然，亦有些病人會因無法獲得足夠的社會支持而深感失落、無助。最後，難以否認的，即使積極接受治療，癌症仍有持續惡化的可能，如何因應由此而生的挫折、恐懼感受，以及對生命態度的轉變，皆是許多癌症病人面臨的課題。

綜合上述，我們不難發現，癌症對於病人的影響相當廣泛、深遠且多變，病人的身體、生活、職業與角色功能都可能隨著疾病與治療的進展而有所改變，而適應不同以往的自己與生活也絕非容易的事。如何在疾病與治療的歷程中，敏銳覺察病人的需求，提供即時、有效、多元的支持與介入便顯得格外重要。術前心理健康衛教課程僅是癌症照護的一環，持續且跨團隊的照護網絡才能給予癌症病人更為全面與全程的協助。

第三節　團隊合作

「護理師，明天的手術要注意什麼？幾點要開刀？能不能吃飯、喝水？」「阿姨，這些問題妳已經問過很多次了耶？我有跟妳講過了，記不起來嗎？」「醫師，爲什麼手術後傷口這麼明顯？我不知道手術要切除這麼多部位，怎麼一覺醒來都跟我以爲的不一樣了？」手術前後，病人與家屬常面臨各式壓力與情緒，這些壓力與情緒有時阻礙了醫療的溝通，有時更可能造成與醫療團隊關係的緊張。

手術，是外科病房醫療團隊平時主要的臨床業務，卻也相當繁瑣。面對接受手術的病人，病房團隊除了給予基本的住院需知及環境簡介外，另應進行常規性的生理評估、手術相關衛教、安排必要的檢查、一般治療與護理、手術前後必要之行政程序與記錄的完成，尚需撥冗回應與解決病家的疑難雜症。在有限的時間壓力下，醫療團隊要完成上述的例行工作，往往就已殫精竭慮，實難進一步去了解、照顧手術病人與其家屬在手術前後的心理狀態。透過例行性的術前心理健康衛教團體，則恰好能補足以往在病房的醫療團隊所不足的一塊，以實際落實醫療團隊在全人照護的目標。

以本院的乳房外科及耳鼻喉外科病房爲例，針對隔一日要接受手術的病人，臨床心理中心主動進行壓力與情緒相關的評估，透過病歷紀錄回饋至原病房團隊，如接觸病人過程，發現病人有嚴重情緒困擾或自殺風險，也會即時與醫療團隊討論，建議團隊留意或照會精神科醫師進一步評估與介入。另外，臨床心理中心也定期參與跨領域個案研討與繼續教育課程，交流提升醫療團隊人員溝通技巧和情緒支持策略，協助提供病人身心兼備的醫療服務。這有助於不論病人是否有參與心理衛教團體課程，醫療團隊皆較能掌握其手術前的心理狀態，有更高的機會能及時於術前先澄清病家對於手術的疑問或擔心，讓病家有更充足的心理準備，建立醫病間的信任及提高醫囑配合的程度，甚至降低醫療爭議的可能性；至於術後，病人於術前的心理狀態亦能作爲評估比較的基礎，協助醫療團隊有客觀的數據以理解病人在心理壓力上的變化，適時進行妥當的心理支持與介入，有益於病人術後生活品質的維持或提升。有關手術之心理照護的團隊合作可從二方面進行：

一、手術前

對於有機會參與術前團體的病人，團體課程能有效降低病人或家屬在術前的壓力感受與擔心，病家的緊繃狀態緩和下，認知負荷也會降低，將能有更好的注意力廣度協助自身理解來自醫療團隊的說明、衛教，並有效的作息安排與管理；如此，對於原病房醫療團隊成員的照護負擔，亦可進一步達到減輕的效果。

至於時間上無法配合參與團體課程者，臨床心理團隊已錄製術前心理健康衛教影片，供病人與家屬能自行透過影片學習壓力的調適。衛教影片相較於團體課程的可近性高，本院乳房外科病房已率先試行將心理健康衛教列爲術前病人例行需觀看的衛教教材，運用多媒體以提升主動性心理照護的觸及率。

二、手術後

針對術後返家的病人，臨床心理中心也持續與醫療科部合作，在醫師於門診追蹤病人病情與術後復原等生理變化的同時，本中心也同時追蹤病人於術後的壓力與調適狀態的變化。礙於門診病人眾多，每位病人實際能與醫師互動的時間有其限制，導致病人未能完整反映術後生活的全貌，或是澄清對於手術及復原相關的疑問，醫病溝通往往是這個階段的最大挑戰。面對病家術後所可能累積的挫折、難受或焦慮不安，透過門診的壓力評估追蹤，除了能帶來情緒緩解與支持，也能協助病家釐清對於相關醫療資源的使用，同時能提升其對醫療團隊照護的信心與信任。

討論小園地

問：若發現病人與醫療團隊間的關係緊繃時，該怎麼辦？

答：

1. 保持敞開、不評價的態度，讓病人有安全感可以抒發想法、感受。
2. 傾聽、同理病人的主觀想法與感受。
3. 嘗試引導病人思考看待醫病間衝突的其他可能性，或共同討論改變醫病互動的可能作法。
4. 將病人所遇到的問題與感受反映給醫療團隊，但同時也要同理醫療團隊的任務、處境，以及感受與想法喔！

第五章

從術前心理衛教團體到完整的臨床心理照護

鄭逸如

「要手術嗎？」「手術會怎麼樣？」「如果不手術呢？」短短三句話，不到二十個字，看似簡單，事實上卻包含病人與家屬想到的許多切身問題。這些問題，在醫療中，有些能被照顧到，有些則還有待努力。本書所寫的術前心理衛教團體就是在這樣的背景下成為臺大醫院的癌症醫療重要工作方案，並持續推廣到不同癌別與更多病房。然而，癌症病人面對手術的壓力不只手術本身，而是延伸到很多與手術有關的問題；手術的壓力，也不只發生在手術前一天，而是更早，且延續到手術後。更全面來說，病人面對的不只手術這個問題，而是從一開始生病、確診，一路經歷檢查、診斷、治療，在過程中包含的所有相關事件、選擇、作為、內心衝擊與調適，以及與環境人事物的牽連或互動。

若將壓力事件設定在手術，直接與手術相關的二類壓力源（第二類、第三類），以及另二個非直接但持續相關的壓力源（第一類、第四類），呈現如圖5-1（修改自鄭逸如，2018）；若不只手術，而是設定在生病與診療經驗全程，可能遭遇的四類壓力源則如圖5-2（取自鄭逸如，2018）。以這二個圖為依據來規劃病人所需的心理照護，應能達到醫療的最佳服務與品質，是值得努力的目標；同時若要兼顧理想與現實，則必須面對資源有限與最高效益的問題，亦即，並非所有想要的醫療照護都是必需的，也不是所有有能力提供的照護都有效益；反之，並非目前不被認為需要的就不必要，也非還在研發與訓練、尚未被納入的照護就沒有效益，甚至缺少這些照護可能就是現今高度消耗資源卻效益不彰的關鍵因素。

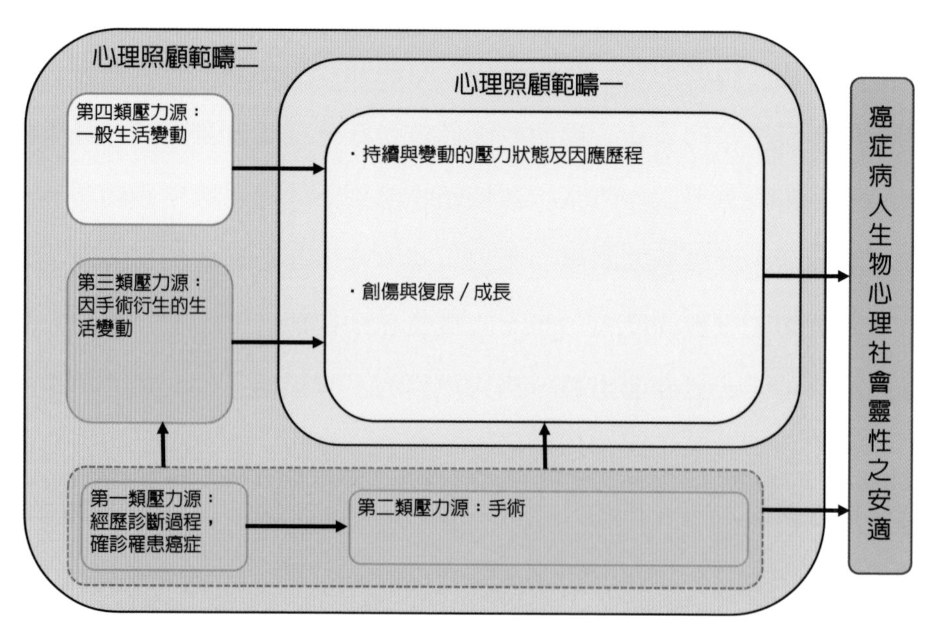

圖5-1　癌症病人的手術壓力與調適模式——相關面向與歷程

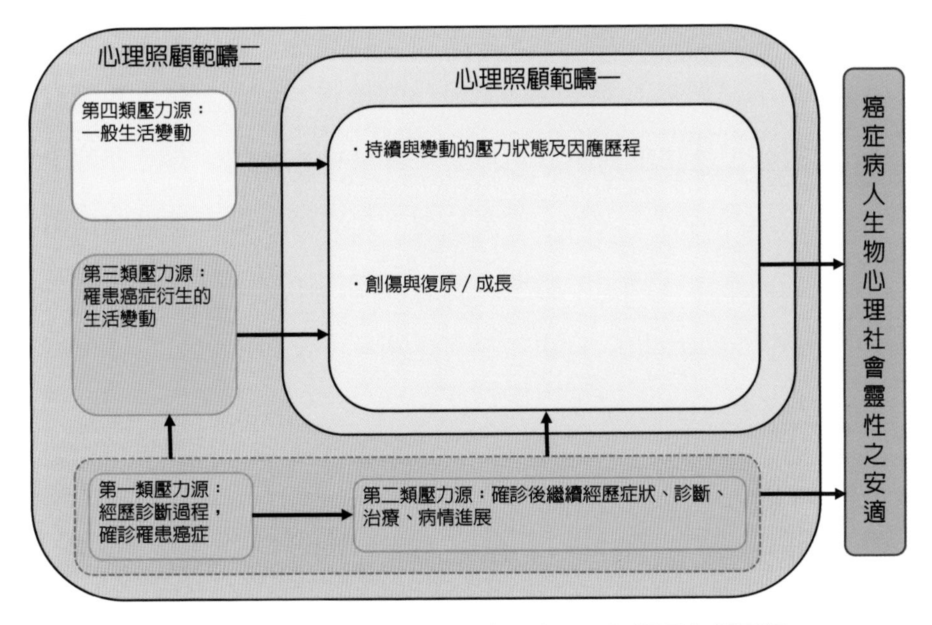

圖5-2　癌症病人的壓力與調適模式——相關面向與歷程

本書談的是術前心理衛教團體，但這只是完整臨床心理照護中的一個項目，亟待創立推動的關鍵項目仍多，很需要被指出，並被重視與落實。本章將從與癌症相關的第一類與第二類壓力源，以舉例的方式討論這些可能的項目，亦即檢視健康人（癌症風險程度不一）與癌症病人在這幾類壓力源所包含的各個關卡、困難與挑戰中，所需要且應該與值得做的心理照護，例如第一類壓力源的面對篩檢、檢查與診斷，第二類壓力源的遵醫囑。期待這些檢視能爲未來更完整的臨床心理照護與醫療成效立下目標，引導走向實現的路。

在此有二個提醒，第一，閱讀以下各節時，需了解不同類的壓力源當中，有些心理歷程與內涵是相近的，例如經歷第一類壓力源（在確診前）與第二類壓力源（在確診後）的檢查、診斷，病人在過程中對資訊的偏好型態與反應模式可能有一部分是相近的。有此理解，在進行臨床上的評估與介入時，會更快速、更有效，並可透過類推與微調，做更廣的應用。第二，這些檢視只是舉例，如果要完整涵蓋，應該以壓力源的定義與相對現象爲思考之源，才能研擬並據以執行病人所必需且周全的心理照護。

第一節　第一類壓力源之例：面對篩檢、檢查與診斷

癌症篩檢可以早期發現癌症或其癌前病變，經治療後可以降低死亡率外，還可以阻斷癌前病變進展爲癌症（國健署，2020），在這諸多益處之下，癌症篩檢卻仍需政府與醫療機構力推，爲何無法有更多國人主動或接受建議做篩檢？這可能與人面對知情的不安、猶豫、逃避有關，若要改善，除了實施推廣活動外，將相關的心理議題融入其中，或做特定處理，可能會有幫助。

向來在宣導裡可能會採取訴諸恐懼／威脅（病變的照片、死亡數據），或透過贈品提高動機，這通常會有一些效果，但似乎有一部分人仍然不做篩檢，甚至有家族史或已經有疑似症狀，依舊不做，這很可能與心理因素有關，例如：疾病認知、行爲效能、訊息偏好型態。

當一個人在認知上不覺得自己健康狀況有異或有這種可能，或害怕面對難以承受的結果，或不想改變而只想維持現狀，就可能用逃避來因應，此時，訴諸恐懼／威脅或給予利誘，恐怕都難奏效。此外，如果預料篩檢知情後，想配合或改變也很難做到，害怕麻煩與痛苦，那麼，索性避而不知，反而比較簡單、不費力，不用煩惱，這也可能導致人們不踏出第一步。再者，就算不抗拒知情，願意為健康做改變，但在最初接觸訊息時，內容的性質與分量可能改變其決定，也可能影響其後續因應。例如有些人屬於資訊遲鈍者（blunters），有些人屬於資訊監控者（monitors），前者傾向否認威脅的存在，拒絕尋求或注意帶有威脅性的訊息，若訴諸恐懼／威脅，可能促使他們逃避；後者則傾向警覺，尋求或注意詳細訊息，若給予不夠或不清楚的訊息，可能造成他們的不安。根據某些研究的結果，若提供的訊息與訊息接收者的偏好型態不相符，例如給資訊遲鈍者大量訊息、給資訊監控者有限的訊息，可能會導致他們產生較強的壓力反應（Sarafino & Smith, 2014）。

上述情形在面對醫療訊息時也可能會發生，例如確診後的生病過程中，當面臨接受檢查、聽取結果或診斷時，對不同類型的病人而言，也會有要告知或說明多少，以及該怎麼說的問題。如何讓醫療人員與病人在所花的時間與傳遞的訊息有最大效益，或許心理照護可以提供協助。如果是大量、非特定對象的宣導，可考慮在編製時納入心理因素的影響，製作不同版本的宣導內容；若無法製作不同版本，則可在前言提醒閱讀者或使用者如何視所需妥善運用這些訊息。如果是已進入醫療系統、可辨識身分的病人，則可考慮為其轉介做健康資訊多元評估，內容包括疾病認知、行為效能、訊息偏好型態等，並透過紀錄讓後續進行告知、說明、衛教、溝通時，可作為參考。但需記得，人的心理歷程是動態的，經驗會帶來學習與改變，因此，即使做了評估且有用，也需持續核對與更新對病人的了解，提供適合的協助。

第二節　第二類壓力源之例：治療過程中的遵醫囑

生病過程中，有不少要做的事情，例如：回診看醫生、平時依處方服藥或換藥或注射藥物、依安排到醫院由醫療人員執行治療；還有，在日常生活中，需多出本來沒在做的事情如運動、正常作息、管理壓力，或需減少或停止本來有做的事情如抽菸、熬夜、吃辛辣食物；這許多事情都在醫囑的範圍內，但它們不只是病人被動執行醫療專業人員的囑咐，而是病人也需要扮演主動的角色，將這些事情融入成為日常生活中的事務。然而，要做到並非如想像中容易，不少時候，人們（不只醫療人員，還包括家屬、照顧者，甚至病人本身）即使明白知易行難，仍常不自主認為聽了就該懂，懂了就該做到，這可能與沒有真正認識心理因素對遵醫囑的影響有關；或是雖然有所認識，但沒有記在心上，以致於未能在發生這些狀況時即時辨認出，並做有效的介入。對照醫療中時而發生的狀況，正是這種問題的寫照，例如：病人有聽沒有懂、重複問，或是懂了但記不得、記不完整或記錯；醫療人員困惑爲何病人會如此，並需要重複解釋、一再叮嚀、補充缺漏、修正誤解，且可能因此感到挫折或不耐；家屬或照顧者不理解、不諒解或指責病人，病人委屈、無奈、洩氣，彼此關係緊張、疏離或破裂，加重照顧的負擔，增加面對治療的壓力，干擾預期應有的療效。

前述問題與心理因素有關，特別是病人的學習歷程與自我調節，但無論病人、醫療人員或甚至其中的臨床心理師，都仍有待提高對這類心理照護需求的認識與偵測，推動列爲服務項目，促進病人的遵醫囑能達到最高成效。WHO（2003）指出遵醫囑不佳帶來多方面的沉重負擔，呼籲必須對遵醫囑執行多專科取向的做法，亦即針對與遵醫囑相關的五個因素進行介入，包括社會經濟因素（social and economic factors）、健康照護團隊與系統相關因素（health care team and system-related factors）、疾病狀況相關因素（condition-related factors）、治療相關因素（therapy-related factors）、病人相關因素（patient-related factors）。在這五個因素中，病人相關因素是最根本的，但僅做衛教，效果是弱的，醫囑若涉及改變習慣或生活型態，難度則又更高。病人在遵醫囑的角色是主動而非被動，需要被告知與激勵，以及學會善用認知行爲取向的自我調節策略。

本書介紹的術前心理衛教團體是爲病人提供手術前的心理準備，採取的是認知行爲取向的壓力管理，未來也可針對遵醫囑規劃與提供服務，讓臨床心理照護逐步完整，並落實全人全隊的醫療。遵醫囑之認知行爲介入方案的設計，可運用健康心理學的學理與技術，以影響遵醫囑的一般因素（亦即無論是哪種疾病）爲基本，再考量病人所罹患的疾病類別（例如癌症）與特性（例如治療有副作用）帶來的壓力對遵醫囑的影響，制訂介入面向與步驟，並列出預期可有之改善以供檢視效果。可以想見在這方案中，醫囑本身雖是根本素材，但遵醫囑的壓力與認知行爲議題才是重點，介入面向可綜合遵醫囑的一般因素以及疾病類別與特性，例如：是否誤解疾病、否認生病、忘記資訊（與記憶能力或方法有關）、心理社會壓力、對複雜處方的焦慮、對副作用的擔心、不認爲需要治療、對療效不抱期待等；再與「六力一管」壓力管理的心理能力做交乘，組成涵蓋完整的面向，然後據以評估病人的遵醫囑問題，針對需要改善的部分做介入，如此可兼顧完整與效益。

進行的方式可參考術前心理衛教團體，團體可進行一次、也可以多次，內容包括讓病人觀看有關遵醫囑的衛教影片，填寫量表或做紀錄以了解自己的狀況與需求，以及在團體中學習方法後帶來的改善程度與效能感的變化，並由臨床心理師帶領團體討論（這是非常關鍵的部分），幫助病人獲得與整理不同來源的資源、了解遵醫囑的壓力與困難、討論改善方法、修正對遵醫囑的態度、提高動機與信心、建立具有建設性的信念、提升執行力，提高遵醫囑的成效。

第三節　展望完整的臨床心理照護

人們喜歡健康、想要健康，但不少人，甚至是大多數人，似乎不太認識全人健康是什麼、做法欠缺效果，或不太將維持或恢復健康當一回事，認眞且正確地實踐。這情形導致人們在健康時，沒有好好保養與預防生病；生病時，不習慣將身心的因素同時考慮；在進入治療與尋求復原的過程中，比較沒將心理強化與壓力管理列爲必要項目。而醫療人員，即使理念上認同全人照護，但實務上卻可能因爲工作習慣或負荷過重，有時難以在執行身體照護的同時，也顧全心理社會照護，這或許可透過照會心理專業人員獲得一部分改善，但心理專業人力也面臨人力困境與無法在給付制度上獲得支持的窘境。然而，這些難題對臺灣從事健康心理學的臨床心理師來說，正是奮鬥不懈的理由，憑著永不放棄的堅持，再怎麼艱難，仍持續致力專業研發與應用，在珍惜與把握各種機會中，將身體疾病之心理照護一步一腳印推動實踐至今日的進展。

當展望未來，期待在以下各方面能逐漸建置出癌症病人應有的臨床心理服務，成爲一個完整的心理照護網：

1. 年齡／心理社會發展階段：應依病人的年齡／心理社會發展階段如嬰幼兒、兒童前期、學齡前、學齡、青少年、成年前期、中壯年、老年，針對其因罹患癌症而產生之發展危機做心理評估與介入，協助儘量完成發展階段任務，並順利進入下一階段，或讓一生的發展最後能有更好的結束。

2. 性別：應將性別帶來的影響與所需因應納入癌症心理照護。有些癌症的疾病特徵與性別有關，罹患率有性別差異，生病經驗的表達與轉化呈現男女有別，病後的角色變化與衝擊受到性別的影響。因此，在調適罹癌壓力的心理介入上，以性別爲主軸的設計有其必要。
3. 家庭週期：這與年齡／心理社會發展階段有關，但若以家庭爲單位做衡量，應列爲不同面向。理想中，應透過心理照護評估病人所處的家庭週期，此週期中其他家屬的相對角色、過去的家庭關係與受到有家人罹患癌症的影響、家人之間彼此連動的影響模式，並在初期就及早介入。
4. 疾病階段：對癌症病人的心理照護，應從預防、篩檢、積極治療、到緩和醫療，都加入心理因素的考量。癌症的心理照護最初是從安寧療護開始，後來將時程往前延伸到癌症早期，並促使癌症心理照護／心理腫瘤學受到重視。期許未來在癌症的預防、篩檢、診斷過程中、聽取診斷前，也能透過心理照護讓民眾或病人有更足夠的心理準備，更好的心理能力，促進更理想的成效。
5. 治療類別或方式：應針對不同治療，準確設計對應其壓力的心理介入方案。癌症的治療常使病人經歷極大痛苦，但不同治療（例如：手術、化療、放療、骨髓移植等，以及帶來的疼痛與各種副作用）的壓力不盡相同，相較於提供一般性的衛教，若明確介入關鍵性的問題點，無論對病人或醫療人員而言，預期都將有更高的成本效益。

在癌症的臨床心理照護上，已有的進展與成果，是方向正確的明證；未來的規劃與效益，是引領繼續前進的動力。期待爲癌症病人與家屬所提供的心理照護，能成爲臺灣癌症醫療具有高度價值的特色。

參考文獻

第一章

卡塞爾（Cassell, J., 2005/2007）。「走進加護病房」（嚴麗娟譯），頁4-5。臺北市：原水文化。

亞羅姆（Yalom, I. D., 1983/2001）。「人際互動團體心理治療—住院病人模式」（陳登義譯），頁27-30。臺北市：桂冠。

喬・卡巴金（Kabat-Zinn, J., 2005/2008）。「當下，繁花盛開」（雷叔雲譯），頁88、194、224、250、266。臺北市：心靈工坊。

楊于婷、鄭逸如、曾嫦嫦、洪瑞可、簡靖維、陳思臻（2021）。心理照護篇。見「癌症病人多元整合照護手冊」，頁15-34。臺北市：國立臺灣大學醫學院附設醫院。

鄭逸如（2018）。全人理念下的壓力照護與實務工作模式。見鄭逸如、曾嫦嫦（主編）「心理腫瘤照護的實務與解析——生命交會中的療癒契機」，頁39-63。臺北市：五南。

鄭逸如、曾嫦嫦（2018）。深入人心的貼切照護來自融合專業與人性的生命交會。見鄭逸如、曾嫦嫦（主編）「心理腫瘤照護的實務與解析——生命交會中的療癒契機」，頁11-30。臺北市：五南。

Beatty, L., Kemp, E., Butow, P., Girgis, A., Schofield, P., Turner, J., ... Koczwara, B. (2017). A systematic review of psychotherapeutic interventions for women with metastatic breast cancer: Context matters. *Psycho-Oncology, 27*(1), 34-42. doi:10.1002/pon.4445

Cohen, L., Parker, P. A., Vence, L., Savary, C., Kentor, D., Pettaway, C., ... Wei, Q. (2011). Presurgical stress management improves postoperative immune function in men with prostate cancer undergoing radical prostatectomy. *Psychosomatic Medicine, 73*(3), 218-225. doi:10.1097/PSY.0b013e31820a1c26

Garssen, B., Boomsma, M. F., de Jager Meezenbroek, E., Porsild, T., Berkhof, J., Berbee, M., Beelen, R. H. J. (2013). Stress management training for breast cancer surgery patients. *Psycho-Oncology, 22*(3), 572-580. doi:10.1002/pon.3034

Holland, J., Watson, M., & Dunn, J. (2011). The IPOS new International Standard of Quality Cancer Care: integrating the psychosocial domain into routine care. *Psycho-Oncology, 20*(7), 677-680. doi:10.1002/pon.1978

Larson, M. R., Duberstein, P. R., Talbot, N. L., Caldwell, C., & Moynihan, J. A. (2000). A presurgical psychosocial intervention for breast cancer patients: Psychological distress and the immune response. *Journal of Psychosomatic Research, 48*(2), 187-194. doi:10.1016/S0022-3999(99)00110-5

Matsuoka, Y., Nakano, T., Inagaki, M., Sugawara, Y., Akechi, T., Imoto, S., ... Uchitomi, Y. (2002). Cancer-related intrusive thoughts as an indicator of poor psychological adjustment at 3 or more years after breast surgery: A preliminary study. *Breast Cancer Research and Treatment, 76*(2), 117-124. doi:10.1003/a0031131

Matthews, H., Grunfeld, E. A., & Turner, A. (2017). The efficacy of interventions to improve psychosocial outcomes following surgical treatment for breast cancer: a systematic review and meta-analysis. *Psycho-Oncology, 26*(5), 593-607. doi:10.1002/pon.4199

Meichenbaum, D. (1985). *Stress Inoculation Training*. New York.

Meichenbaum, D., & Deffenbacher, J. (1988). Stress inoculation training. *The Counseling Psychologist, 16*(1), 69-90. doi:10.1177/0011000088161005

Meichenbaum, D. (2003). Stress Inoculationn Training. In W. O'Donohue, J. Fisher, & S. Hayes (Eds.), *Cognitive behavior therapy: Applying empirically supported techniques in your practice* (pp. 407-410). Hoboken, NJ: John Wiley & Sons.

National Comprehensive Cancer Network. NCCN Practice Guidelines in Oncology-V. 2.2017, Distress Management. 2017. https://www.nccn.org/patients/resources/life_with_cancer/pdf/nccn_distress_thermometer.pdf

Parker, P. A., Pettaway, C. A., Babaian, R. J., Pisters, L. L., Miles, B., Fortier, A., Cohen, L. (2009). The effects of a presurgical stress management intervention for men with prostate cancer undergoing radical prostatectomy. *Journal of Clinical Oncology, 27*(19), 3169-3176. doi:10.1097/PSY.0b013e31820a1c26

Tsimopoulou, I., Pasquali, S., Howard, R., Desai, A., Gourevitch, D., Tolosa, I., & Vohra, R. (2015). Psychological prehabilitation before cancer surgery: A systematic review. *Annals of Surgical Oncology, 22*(13), 4117-4123. doi:10.1245/s10434-015-4550-z

World Health Organization (2020). Mental Health. 2020年10月14日，取自https://www.who.int/mental_health/who_urges_investment/en/.

第二章

吳英璋、金樹人、許文耀（1992）。面對壓力——身心健康手冊。臺北市：教育部訓育委員會。

鄭逸如（2018）。全人理念下的壓力照護與實務工作模式。見鄭逸如、曾嫦嫦（主編）「心理腫瘤照護的實務與解析——生命交會中的療癒契機」，臺北市：五南。

第三章

Bandura, A. (1977). Self-efficacy: Toward a unifying theory of behavioral change. *Psychological Review, 84*(2), 191-215.

Yalom, I. D. (1995). *The theory and practice of group psychotherapy*. (4th ed.) New York: Basic Books.

第四章

李昀芷（2019）。「癌症病人術前憂慮量表之編製與心理計量特性」（未發表之碩士論文）。臺北市：國立政治大學心理學研究所。

吳文珺（2020）。「自我效能對乳癌病人生活品質的影響——術前心理健康衛教團體之追蹤研究」（未發表之碩士論文）。臺北市：國立政治大學心理學研究所。

Heitzmann, C. A., Merluzzi, T. V., Jean-Pierre, P., Roscoe, J. A., Kirsh, K. L., & Passik, S. D. (2011). Assessing self-efficacy for coping with cancer: development and psychometric analysis of the brief version of the Cancer Behavior Inventory (CBI-B). *Psycho-Oncology, 20*, 302-312. doi:10.1002/pon.1735

Wang, G. L., Hsu, S. H., Feng, A. C., Chiu, C. Y., Shen, J. F., Lin, Y. J., & Cheng, C. C. (2011). The HADS and the DT for screening psychosocial distress of cancer patients in Taiwan. *Psycho-Oncology, 20*, 639-646. doi:10.1002/pon.1952

第五章

國民健康署／健康主題／預防保健／癌症防治／癌症篩檢介紹，2020年10月4日，取自https://www.hpa.gov.tw/Pages/List.aspx?nodeid=211。

鄭逸如（2018）。全人理念下的壓力照護與實務工作模式。見鄭逸如、曾嫦嫦（主編）「心理腫瘤照護的實務與解析——生命交會中的療癒契機」，頁39-63。臺北市：五南。

Sarafino, E. P. & Smith, T. W. (2014). Health-related behavior and health promotion. In: E. P. Sarafino & T. W. Smith (Eds.) *Health psychology: Biopsychosocial interactions*. (8th ed.) New York, NY: John Wiley & Sons.

World Health Organization (2003). Adherence to long-term therapies- Evidence for action.

國家圖書館出版品預行編目資料

癌症病人術前心理衛教團體手冊：臨床的現場與實務／曾嫦嫦，吳治勳，吳文珺，陳思臻，陳品樺，陳奕靜，洪家暐，張煥，洪瑞可，簡靖維，洪國倫，鄭逸如著；鄭逸如，曾嫦嫦主編. ——初版. ——臺北市：五南圖書出版股份有限公司, 2021.03
面； 公分
ISBN 978-986-522-514-8（平裝）

1.癌症 2.病人 3.醫病溝通 4.醫學心理學

417.8 110002583

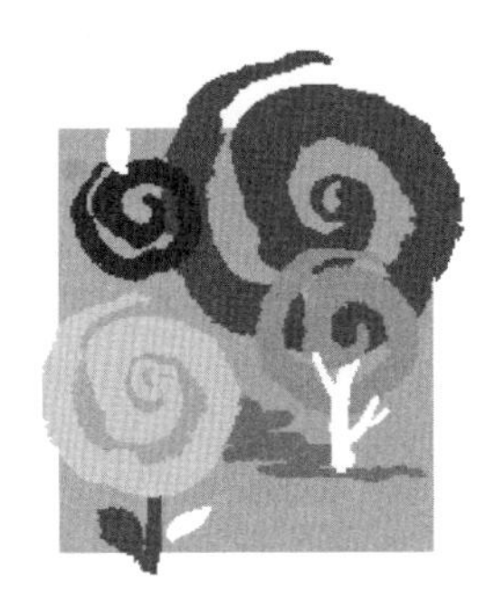

5J0B

癌症病人術前心理衛教團體手冊
臨床的現場與實務

主　　編— 鄭逸如（382.9）、曾嫦嫦
作　　者— 曾嫦嫦、吳治勳、吳文珺、陳思臻、陳品樺、陳奕靜、洪家暐、張煥、洪瑞可、簡靖維、洪國倫、鄭逸如
發 行 人— 楊榮川
總 經 理— 楊士清
總 編 輯— 楊秀麗
副總編輯— 王俐文
責任編輯— 金明芬
封面設計— 姚孝慈
出 版 者— 五南圖書出版股份有限公司
地　　址：106臺北市大安區和平東路二段339號4樓
電　　話：(02)2705-5066　　傳　　真：(02)2706-6100
網　　址：https://www.wunan.com.tw
電子郵件：wunan@wunan.com.tw
劃撥帳號：01068953
戶　　名：五南圖書出版股份有限公司

法律顧問　林勝安律師事務所　林勝安律師

出版日期　2021年3月初版一刷
定　　價　新臺幣420元